Improve Your Eyesight

改善视力
跟眼镜说再见

［英］乔纳森·伯恩斯 著 钱峰 译

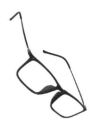

北方文艺出版社

贝茨视力改善法

（1） 手掌按摩法，用视觉记忆改善视觉疲劳

（2） 日照法，消除畏光症

（3） 视觉融合游戏（铅笔视觉游戏、尺子视觉游戏、绳子视觉游戏、图像视觉游戏等），强化眼周的外部肌肉以及眼睛的自我调节机制，提高眼睛对事物的追踪、搜寻以及探寻能力

（4） 在运动中改善视力：眨眼与呼吸、眼睛移位运动、摇摆运动、长旋转运动

（5） 多米诺骨牌法

（6） 随机数字训练法

（7） 阅读训练法

（8） 观察法

（9） 视力训练表训练法

（10）贝茨视力改善法可以帮助 7 岁以上的人消除用眼疲劳，改善视力，无论是近视、远视、散光、老花眼，方法简单、实用，任何人都可以使用。

每天坚持练习，可望摘掉眼镜，恢复视力。

CONTENTS
目录

LIST OF FIGURES
插图

PREFACE
序言

除了戴框架眼镜或隐形眼镜之外，再也没有什么东西可以弥补人类的视力缺陷。

这是目前西方所持的传统观点。我曾经在大学时，在学习生物学课程后的很长一段时间内，完全赞成这个观点。不过，现在我知道这是错误的。我通过自己的亲身经历证明了贝茨法（它可以帮助调整眼睛的聚焦误差）不但是可行的，而且非常简单、廉价，最重要的是十分安全。

现在，我再也不需要戴眼镜了。不戴眼镜，我也能安全地开车、看电影、赏鸟。我的视力获得了很大的改善，能准确地看到 3 千米内大约 10 厘米粗细的电线。

让人惊讶的是，除了眼睛聚焦能力提升之外，我还发现自己的整体视力有了显著改善，有了一个全新的、生动的、丰富的、更有立体效果的视野。我能迅速地观察到移动的物体，并能准确地追踪它们的行迹。如今，我可以清晰地看见从咖啡杯里冒出的热气，它们就像由一颗颗微粒组成似的，颜色很柔和、很生动。在了解贝茨法以前，我一直以为使用双筒望远镜能自动纠正近视问题，那是我 16 岁时的事情了，当时我还不需要戴眼镜，于是我买了一个最好的双筒望远镜，觉得它确实很有用。然而，近几年来，我开始怀疑自己对望远镜的最初看法。也许是这个原因，或者是因为望远镜在使用过程中受到磨损导致看东西不清楚。不管怎样，我打算换一副贵一点的眼镜。但是，现在我发现问题并不在于那副望远镜磨损了，而是我的视力下降了。如今，由于使用贝茨法矫正视力，我找回了昔日明亮的双眼，再也不用戴眼镜了。

我所采用的矫正视力的方法，是由非常了不起的眼科医师贝茨博士发明的。贝茨博士于 1885 至 1922 年在纽约实践这个方法，并在 1919 年著书推广。

从那时开始，贝茨法不断地得到修正与更新，使成千上万的人告别了眼镜。但是，由于眼光学缺陷（即屈光不正）和医者的保守思想，导致人们对这种方法一直抱持讽刺和怀疑的态度。结果，如今数百万人不得不配眼镜。事实上这是完全可以避免的。在我看来，更糟糕的是框架眼镜和隐形眼镜会导致视力下降，甚至会引发某些眼部疾病。

在本书中，我们关注的不是眼部疾病，而是视力功能的恢复，而且这种方法是健康的。在实践中，这将克服聚焦缺陷，并消除其他的眼部疾病。

如果你戴眼镜，你将不得不忍受以下症状之苦：

1. 近视；

2. 远视；

3. 老花眼；

4. 散光。

贝茨法对这些症状都适用。此外，视力正常的人也能通过这个方法保护视力，使其视力超过6∶6（按以前的说法是20∶20）的视力标准。换句话说，如果你在6米远处能看清视力训练表最后一行字母，那么，通过使用贝茨法，你将可以在8米、10米甚至12米远处看清视力训练表的最后一行。（视力测试法见附录A。）

这个方法听起来似乎不可能实现，因此我并不希望你们照搬我的话。我只是希望你们能够去试一试，体验一下这种方法是否有效。如果你在做这个文雅、悠闲的练习后发现自己的视力有所改善，不管这个改善是暂时的、微小的，你就会知道彻底改善视力缺陷是完全有可能的。一段时间之后，也许你的眼睛会比之前的更明亮。当你认识到贝茨法的成效并注意到它的巨大潜力时，我相信谁也无法阻止你继续练习下去。

最后，如果你的视力跟我现在一样完全恢复了，那么我写这本书得到的快乐将会加倍，而我也将会更加努力报答贝茨博士以及热情推广贝茨法的人们对我的帮助。

PART ONE

第一部分

CHAPTER
ONE

1

第一个问题：什么是贝茨法？

你现在一定很想知道："什么是贝茨法？这个方法真的那么神奇吗？我之前怎么没听说过呢？"

简单来说，贝茨法是改善你的视力的方法。视力屈光不正，也就是视力聚焦不正的问题，实际是一种暂时性的视觉缺陷，它可以通过医学治疗或者人体机能的自我调整得到改善，甚至完全根治。

至于你之前为什么没听说过这种方法，其中有很多复杂原因。首先而且最重要的原因是，医学界对这个方法所持的态度。受传统文化影响，如今我们越来越依赖于药物的治疗，并认为没有哪

第一章　第一个问题：什么是贝茨法？

种疗法可以全盘接受，除非有正式的理论可以解释这种治疗方法。对视力屈光不正做出理论解释的是德国科学家赫尔曼·冯·赫姆霍兹（1821—1894），他在神经系统方面的理论研究成果在现代人的思维中占据主导地位。赫姆霍兹的理论研究表明，人眼通过改变晶状体形状来调节视力（为聚焦远近不同物体而做出的变化）。如果晶状体或者其肌肉系统出现问题，或者眼球先天性畸形，就会产生视力屈光不正现象。虽然关于眼睛晶状体形状变化的理论还存在争议，但是保守的科学家们却从来都没有质疑过赫姆霍兹理论的基本原则，即眼睛晶状体可以改变视觉的焦距，并且这个改变是唯一的原因。

　　这个理论从表面上看非常合理，而且眼解剖学似乎也证实了这一点。随着年龄增长，一些老年人的眼睛晶状体会逐渐失去弹性，难免会产生视力屈光不正问题，进而使眼睛逐渐丧失调节能力。其实我们可以观察到晶状体曲度所发生的变化：用小手电筒我们可以看到晶状体前后表面的折射影像。这些影像被称为浦肯野影像，并被认为能很好地用来观察人眼的调节动作。由此科学证明：戴眼镜可以纠正视觉缺陷，这是支持赫姆霍兹理论的有利证据。

　　贝茨法难以被接受的另外一个严重障碍是贝茨本人的个性。他通过实践证实赫姆霍兹理论有不足之处后，没能立即建立起一套自己的重要理论。他认为，眼睛并非通过晶状体形状的变化来调节视力，而是通过眼球自身形状的变化来进行调节。人眼形状的变化是由控制眼窝内眼球运动的六块肌肉引起的。人们拒绝接受他的观点，认为他简直在胡说八道。当贝茨引证他们利用动物进行试验的结论时，这些证据并没有让人信服，反而被嘲笑毫无科学依据。从那时起，贝茨经常被他人嘲笑，专业能力甚至受到质疑。他提出的视觉心理学理论被忽视，他在诊疗方面的成就也一样被忽视。他在诊疗方面的成就让他坚信自己是对的，同事们是错误的。这导致他变得越来越激愤，并出版了《不戴眼镜就能获得完美视力》一书，书中的好些语气几近咄咄逼人，但这并不利于改变人们对贝茨的负面评价。

一些自认为是贝茨法专家的人也没有好好应用它。有些专家虽然使用贝茨法，但是他们本身也没有完全了解这个方法，只是把它当作安抚眼病患者（传统治疗方法已无效）的手段。结果，一个有可能使视力自动恢复正常的方法却沦落成为江湖骗术。

眼科专业人士之所以持有这种态度，部分原因或许在于他们有另一种考虑。虽然该行业人士并没有在眼镜买卖中获利，但是毫无疑问，大家还是支持赫姆霍兹理论。

当然还有一些其他原因阻碍贝茨法被世人接受。这种方法出成果往往来得慢，需要试验者不间断的试用以及长久的信任。由于临时解决方案触手可及，因此很少有人给贝茨法一个公平的机会。再加上真正依靠这种方法改善视力的人很少，因此很少有医师和眼镜商发现这个方法实际上是有效果的。有些通过这个方法成功的病例，也被解释成为视力的自然改善。

最后一个阻止人们接受贝茨法的原因是视力屈光不正的特殊性以及眼镜对于眼睛的纠正能力。眼镜是一把双刃剑，一方面它能改善视力屈光不正的问题，但是另一方面，你越依赖眼镜，你的眼镜度数就会越深，而你也就更不会相信视力屈光不正问题是可以纠正并治愈的。

然而，尽管存在这么多阻碍，贝茨法还是被流传下来。在20世纪30到40年代，贝茨法尤为受欢迎，特别是在作家奥尔德斯·赫胥黎对其大加认可之后。赫胥黎写了一本《视觉的艺术》，他在书中热情推荐贝茨法，同时还有其他的书也在推荐贝茨法，当然质量参差不齐，其中一本比较好，一个使用贝茨法的专家C.A.哈克特在书中介绍了自己十余年来运用贝茨法所取得的成效。她治疗了2180个视力屈光不正的患者，其中有超过75%的患者取得了持久性改善效果。在这部分获得改善的人群中，大约有45%的患者（占学生总数的三分之一多）完全告别了眼镜。

尽管有成千上万的人没有条件在老师的指导下使用贝茨法，但是仍然有很多人独自运用贝茨法并获得了成功。正如赫胥黎所指出的那样，图书的指导无法代替老师的指导，但是在没有老师指导的情况下，图书是最好的工具。我希望在接下来的章节中对贝茨法的描述，能让你一看就懂，一学就会，并且希望贝茨法能给希望改变自己视力状况但对目前的治疗方法不满意的人带来帮助。同时我也希望我们的后代能够把戴眼镜看成是一种医学上的误导，就像在头部打孔放血一样野蛮。

CHAPTER
TWO

2

视觉过程

　　成功运用贝茨法，你不需要了解解剖学或视觉心理学的有关知识，只需要按照第二部分的说明去做即可。你可以略过本章以及接下来两章的内容，并直接进入到后面的实用方法学习中去。但是，如果你对视觉构成的相关内容稍作了解的话，你将能够快速掌握各种改善视力的方法，并让你的学习事半功倍，改善视力指日可待。

眼睛的结构

　　视力指的是生物利用光线形成的对周围环境认知的感知能

力。简单的生物，比如植物，只能感知到基本的光线。越高级的生物其分辨能力越强，它们具备辨别对比、移动、图像、颜色以及立体深度的感知能力。

与其他感知能力相比，视力的潜力更大，因为不论距离远近，它都能感知到详细的、特殊的信息。这对于生物的生存而言具有重大意义。对于那些需要良好视力生存的生物而言，眼睛的进化将会促进生物的进化水平。

人类的眼睛构造并不是生物王国中最复杂的，但无疑是最高级的一种，并服务于大脑。眼睛的机能就跟人体耳朵一样，能够感受外部刺激，并将形成的印象传送到大脑。

从构造上来看，人类的眼睛是典型的脊椎动物的眼睛，具备哺乳类动物的基本特点。眼睛在轻微的挤压下会在眼球内充满流动的液体，这种挤压作用能保持眼球的形状。

眼睛大体上由晶状体分为前后两个腔室。晶状体是个有弹性的呈凸透镜状的组织，直径约为 8 毫米。晶状体前面（前腔室）充满透明的眼房水，晶状体后面（后腔室）与玻璃体相接触，玻璃体是透明的凝胶体，充满眼球的后腔室。光线通过晶状体后，由玻璃体到达视网膜。前后两面交界处是赤道部，是光线进入眼睛的必经通道。

用解剖学术语来解释，眼球由三个层面构成，分别是巩膜、葡萄膜和视网膜。

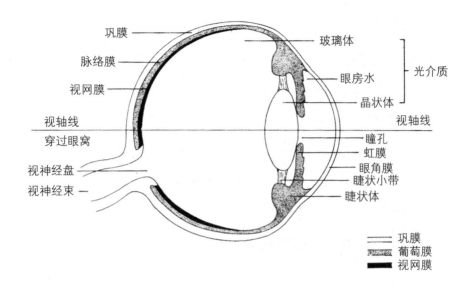

图 1：眼睛的平面图（其各个组成部分将在后面的章节中进行解说）

　　眼睛最外面的一层为巩膜，即"眼白"部分，由致密的胶原和弹力纤维构成，其结构坚韧，可以保护眼球形状和眼内的组织。眼睛正面的巩膜称为角膜，是一层透明的半球形窗口，光线可以由此折射进入眼睛。

　　葡萄膜由三部分构成：虹膜，睫状体和脉络膜。虹膜位于角膜后面，是个肌肉环，其肌肉收缩可以改变瞳孔的大小。瞳孔位于虹膜中央，光线可以由此进入眼睛内部。虹膜中含有光色素（棕色、绿色等），因为这些色素，眼睛才会有色彩的感觉。光线穿过瞳孔后，进入晶状体，继而到达睫状体。晶状体边缘由韧带膜，即睫状小带与睫状体肌肉相连。这些肌肉组织的运动会改变晶状体的形状，从而改变视力的焦距长度。葡萄膜的第三个组成部分是脉络膜。脉络膜含有丰富的血管，负责为眼球内部供应血液。

眼睛最里面一层为视网膜，是一层透明的膜，具有很精细的神经细胞网络结构，它们组成了视觉系统中最重要的感光器。视觉感光细胞有两种类型，即视杆细胞和视锥细胞。视杆细胞对灰色光线比较敏感，只能形成灰色阴影，而视锥细胞在亮光下（如太阳光）发挥作用，形成彩色视觉。

视网膜的构造

在人体胚胎的发育过程中，前脑会膨胀出一些枝芽，这些枝芽后来就成长为视杯；视网膜事实上是大脑表层的衍生物，不仅可以生成视觉信息，而且可以接收视觉信息的初步处理结果。

每个视网膜上有 1.3 亿个感光细胞，而视束中只有 100 万根神经纤维——视束指的是连接视网膜与大脑的通道。每个视束神经纤维平均聚集 130 个感光细胞。视网膜的其中一个功能是保证这些视束不会降低视觉的画面质量。这个功能是在感光细胞与神经纤维之间的特定细胞层进行的，特定细胞层帮助感光细胞均匀分布在视网膜上。

视网膜的外边缘包含的感光细胞相对较少，而且大多是视杆细胞。这些感光细胞所形成的视觉功能跟原始动物相似。事实上，视网膜的最边缘部分不会产生无意识的视觉形象，基本上都是有意识的感知运动和对比。当你"用眼角"看到某样东西并自觉转过去想看得更清楚时，就是在对视网膜这个部分发出的信号做出的反应。

越靠近视网膜的中心位置，感光细胞的排列就越密集，而且视锥细胞与视杆细胞之间的比例也不断增长。视网膜中心区域大约有 5.5 毫米的黄色斑点，叫作视网膜黄斑（简称为黄斑）。黄斑的中心为浅中央凹处，称作中央凹。中央凹直径大约为 1.9 毫米，其中心部分位于视轴线上，是直径只有 0.35 毫米的小凹。

中央凹和小凹中都没有视杆细胞，只有视锥细胞。这些细胞排列非常紧密，看上去像是视杆细胞。小凹处的细胞排列最为密集，最小的视锥细胞直径甚至都不到千分之一毫米。

在整个视网膜当中，视杆细胞与视锥细胞的比例为 18∶1。视锥细胞负责传送精准详细的视觉信息，其重要性主要体现在大量的细胞都与视束相关联。小凹当中的一些视锥细胞具有独特的神经纤维的作用。（有趣的是，虽然某些鱼类、蜥蜴，尤其是鸟类也具有中央凹处，但在低等哺乳动物中却没有。在哺乳动物中，只有灵长类动物才有小凹，大猩猩的眼睛和人类的很相似。人类拥有高度发达的中央凹，其可以为我们提供远处和近处的精确影像。在人类从最初的打猎到后来的农耕时期，乃至如今的技术工人的进化过程中，中央凹起到极其重要的作用。）

感光细胞中含有的色素在光照作用下会脱色，这一化学变化过程能够被转化为电子刺激，并通过神经传送到大脑。任何一个感光细胞中的色素只要脱色，就很快会被取代。当暴露在强光下，整个视网膜的感光细胞就会完全脱色，在一段时间之后，其敏感性就会被削弱。这就是为什么我们在直视强光后眼底会有残留影像的原因。

眼部肌肉

视网膜上出现的图像主要是由三个肌肉系统来进行选择与控制，其中两个肌肉系统位于眼球内部，另一个位于眼球外部。

第一个肌肉系统是虹膜。前面已经讲过，虹膜是一个肌肉环，位于其中央的瞳孔受肌肉收缩能够出现大小不一的变化。摄影师都知道，要想拍摄出最佳作品，就必须根据当时的光线强度调节照相机的光圈的远近。控制进入眼睛的光线数量并不是虹膜的主要功能，当瞳孔产生 16 : 1 的比例变化时，进入人眼内的光线的变化比例至少在 1000000 : 1，可以说虹膜的主要功能是限制进入黄斑的光线，只不过有时候需要其发挥最高灵敏性，比如黎明或黄昏时，眼睛看近处的事物时，瞳孔也会缩短近处的视线，使之正好落在眼睛的"照相机"上，从而提高眼睛的聚焦能力。

瞳孔会根据落在视网膜上的光线数量进行自动开合。换句话说，瞳孔是从视网膜到虹膜的反馈。

第二章　视觉过程

在视觉研究中经常运用反馈这个概念，反馈在眼睛的自我调节中很重要，即眼睛在判断应该聚焦于近处物体还是远处物体的调节过程。这种调节反馈源自大脑的知觉功能部分，如果某个图像不在视线当中，大脑就会自动发出指令，要求重新调整聚焦机能。

现在我们来谈谈贝茨法中最受争议的地方：调节功能取得成功的方式。当前公认的看法是，这种调节功能只能通过眼睛的第二大内部肌肉系统睫状体来实现。

本章将介绍传统的理论观点，尽管眼科专家对睫状体的运行规则以及其神经支持系统仍然存在争议与不确定性。

要想看清远处的物体，晶状体需要保持平面状，而要对近处的物体产生会聚光线并形成清晰的图像时，晶状体必须呈凸起状。（关于这一点将在下一章中做详细介绍。）晶状体由晶状体囊和晶状体纤维组成，晶状体囊是一个透明的薄膜，完整地包围在晶状体外面。晶状体囊壁比其他的地方要薄，而且能够自然凸起。当晶状体受到睫状小带施加的压力时，这个柔软填充物就会凸起，从而降低晶状体的焦距。

从图1（第9页）可以看出，由于晶状体在自然休眠时呈凸起状，因此只有需要观察远处物体时它才会发挥作用。令人惊讶的是，反过来说也是这样的，当晶状体处于睫状小带的压力之下时，它呈平面的状态，而这种状态适合观看远处的物体。当你需要观看近处的景物时，睫状体肌肉便会收缩，将睫状体推向前方。这样，睫状体的直径（记住它呈环形）就会变小，其所受的睫状小带的压力也随之减轻，晶状体就会形成凸形。

人眼的第三个肌肉系统由六块外在肌肉构成，它们控制眼球在眼眶内的运动。这六块肌肉与虹膜相连，排列成三对，它们共同协作使得眼睛能朝各个方向自由转动。

人体的大部分肌肉都包含一种或两种纤维，受意识控制的肌肉（如手部肌肉）包含斑纹纤维，而那些与无意识功能（比如消化）相关的肌肉则会包含平滑组织。眼睛的外部肌肉包含这两种纤维。接下来我们会发现，外部肌肉不仅具备有意识控制之下的功能，而且还具备无意识行为的功能。

眼部运动

人的眼睛能很好地适应双目视觉（双目并用观察影像）。这是非同寻常的安排，因为两眼看到的影像大体上是相同的，而出现稍微差异的影像时，就会促使大脑去推断出深度信息。眼睛作为一个双器官，和谐工作，它的外部肌肉可以说是人体当中最为精密与敏感的组织。

外部肌肉至少有四个功能：

1. 控制视轴线；

2. 追踪；

3. 搜寻；

4. 探测。

假如你环视房间四周，然后聚焦于距离你鼻子 30 厘米处的手指上，你会发现双眼有轻微的交叉：之前相互平行的两条视轴线现在聚焦于你的手指，两个小凹被带到了同一个定点。

要想获得良好的视力，必须准确地控制好两条视轴线。并且应该在双眼进行运动的时候仍然保持良好的控制。

控制视轴线与外部肌肉的其他两个功能——追踪与搜寻的区别在于，控制视轴线的运作比较简单。假如你让某个人两眼盯着移动的物体看（比如你的手指头），你会发现对方的眼睛在眼眶内自如旋转。但是，如果你要求对方不盯着你的手指头而是直接转动眼睛，你会发现，他的眼睛不再像刚才一样转动自如了，而是一阵一阵的肌肉抽搐。

追踪与搜寻运动也有很大的差别。枪手在追踪某个移动的射击目标时，眼睛必须盯着稍微靠前一点的地方，靠前的距离取决于射击目标移动的速度和轨迹以及其与枪口的距离。在实际射击中，大脑要在瞬间做出必要的估算。研究表明，眼睛在追踪目标时，也必须测量目标。眼睛能以大约六千分之一秒的时间预测出物体的移动方向，该发现具有非常重要的意义。

让我们假设眼部运动和人体其他部位肌肉的运动一样，受大脑控制，可以说，这个假设部分是正确的。眼睛往哪看，确实是由大脑下达指令的，但是，大脑怎样发出指令要求眼睛追踪正在移动的物体呢？这需要有感知行为，光线刺激感光细胞，神经脉冲到达大脑，大脑会在 135 毫秒中对信号做出反应。这样一来，即便不计算指令从大脑反馈到眼部肌肉所需的时间，时间上也已经延迟了，因此不可能在 6 毫秒内做出反应。如果指令由大脑发出，眼睛会被各种信息支配，无法聚焦于正在飞翔的鸟或移动的网球。所以，控制追踪动作的导向系统不可能位于大脑，而应该在眼部，而且可以肯定是在视网膜中。我们知道，视网膜位于大脑表层的起始处。在视网膜中除了有感光细胞以及相关的细胞之外，还有数百万其他神经细胞。这些细胞和大脑当中的细胞很相似，其功能至今仍然是个谜。

眼部运动的第三种形式是搜寻，与眼睛的第四个运动——探测有一些共同特征。就像我们在第二个试验中展示的那样，人眼在搜寻视野内的物体时会显示出痉挛的特点。当某个事物进入视线时，眼睛的肌肉痉挛运动就会减缓，并锁定进入视野的物体。研究人员借助一种特殊装置（在隐形眼镜上安装一个微小反射镜），观察到在感光纸上眼睛快速扫视运动的轨迹。追踪结果显示，当受试人员的眼睛注视着某个点时，其眼光会不由自主地在周围区域扫描，期间会时不时地回到那个点上。

因为只有视网膜的中央部分才能看清物体。因此，眼部的扫描运动能帮助眼睛更好地探测到视野范围。但是这样自主的特性与眼睛的第四个运动——探测非常相似，眼睛总是持续性的、高频率的颤动，我们将在后面的章节中详细解说。

探测功能对于视力是非常重要的。假如把安装在隐形眼镜上的微小反射镜换成小型投影机，以此固定落在视网膜上的影像，影像会逐渐变淡。受试人员会发现视野变得越来越模糊和灰暗。最后，灰暗也逐渐消失，并被漆黑一片取代。接着，出乎意料的情况就会出现，我们讲过大脑和眼睛都与视力有关，原先影像的零星片段会在大脑和视线中接连出现，一个影像不断取代另一个影像，让人不可思议。

对信号做出反应

如果把视觉比作一个原材料为光线的最终产品，那么眼睛就相当于大脑工厂中的原产品或者是半成品的供应方。

我们已经知道，视觉原始基础数据的基本形成过程是在视网膜的两个细胞层内进行的，它们是双极细胞层和神经节细胞层。每个双极细胞上都连接着许多个彼此独立的感光细胞，而每个感光器上也连接着不同的双极细胞。同时，双极细胞与神经节细胞之间也相互连接，形成一个复杂的细胞网络。

电脉冲从神经节细胞离开视网膜，然后沿着视束传递到大脑。

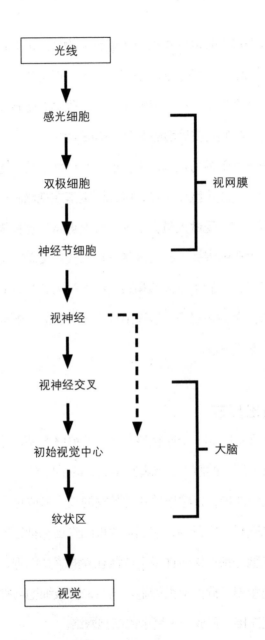

图 2：影像信息从视网膜到大脑的视路过程

大脑分为左脑与右脑两部分。左视网膜左侧发出的信号会传递到左脑，而左视网膜右侧发出的信号则会传递到右脑。同样，右视网膜左侧发出的信号也是交叉传递。因此，左脑会接收到左右视网膜左侧发出的信号，而右脑则会接收到左右视网膜右侧发出的信号。信号传递通道的交叉点叫视神经交叉。随后信号会到达左右脑各自的主视觉中心，并在那里得到进一步处理，然后再被发送到视力中枢纹状区，这是主管视力的大脑皮层区域。

人类大脑的感知过程如此复杂，因此，一直到最近几十年人们才对它的过程有一些了解。曾有人尝试给机器配备视觉功能，这一举措使得我们从心底里对生物感知方面所取的技术进步由衷地尊敬。几乎可以肯定的是，人类的感知功能是生物界中最复杂的。至于视觉中枢纹状区与大脑皮层其他区域是如何协作的，这个问题既复杂又令人迷惑，同时，大脑皮层与大脑深层区域的关系，目前科学上尚未有实质性的发现。

图2（第18页）概括了神经信号从视网膜传递到大脑的路径。如果用神经生理学术语来描述，视网膜与主视觉中心的信号分析是通过抑制或激发的形式来完成的。其最终的结果是纹状区形成一种被加密过的视觉图像，密码是通过直线、各种运动以及色彩来呈现的。

不管图像有多么复杂，都可以用直线来展示，虽然有些直线可能非常细小。举个例子，可以把圆看作由无数条短线构成，每条短线与其相邻短线以一种持续的、精确的角度连接在一起。（拥有家庭电脑的人应该很熟悉这种情况：如果多边形的边数超过50，那么画出来的图形就会显示成一个圆形。如果用人眼去观察，多边形的边数必须非常多才能形成平滑的圆形，但是道理是一样的。）

接下来将要介绍的视觉图像密码将直线划分为"边线""条"和"狭缝"。纹状区通过解码，将其转化为视觉语言。

纹状区所在的大脑皮层是人脑中感官感知、触觉、想象、记忆、思考以及人类真实性格的产生地。虽然大脑皮层的每个区域主要控制一种特殊功能，比如听觉、理解力、味觉、视力等，但不同区域之间是通过相关的纤维联系在一起的。这就意味着在现实生活中，我们的感官感知、想象力及大脑皮层的其他领域的功能等都是作为一个整体发挥作用的。

一旦一个区域的密码被解密，纹状区发出的信息就会得到重组。左纹状区主要处理来自左侧的原始图像信息，右纹状区则负责来自右侧的原始图像信息。

视力心理学研究表明，大脑主要依靠大脑皮层的两大联想功能——想象力和记忆力来识别眼睛看到的图像。观察既是一种天赋，更是一种后天学习的技能。此外，它还是一门艺术。从某种意义上来讲，视觉过程与大脑皮层的其他功能一样，是一个创造性的过程。我们过往的经历对于认识现在的事物而言具有非常重要的意义。我们学到一些规则（比如，人类、房屋、树木等都有各自不同的大小形态），并在解读某个不熟悉的影像时运用这些规则。图 3 所展示的是大家都熟知的视幻觉错觉。我们过往的经历以及其在纸上的程式化标示——使我们理解并接受透视法则。我们在看到图中的两条斜线时，会很自然地认为它运用了透视法则。由此可以断定，两条横线当中上面的线比下面的线距离我们更远一些。因此大脑认为上面那条线要比下面那条更长，尽管事实上两条横线一样长。

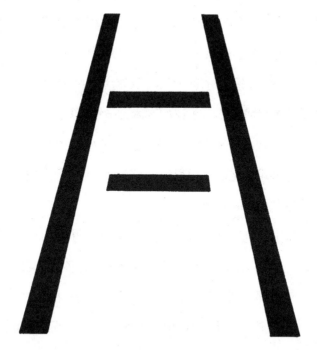

图 3：蓬佐错觉

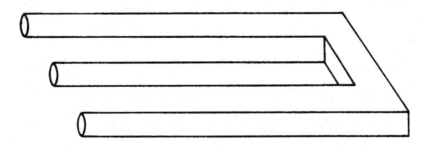

图4：一个不可能存在的物体

图4描绘了另一组违反视力规则的图形。如果我们只看图的最左端，会认为那是三个相互平行的圆柱体顶端。不过，当我们往右看时，大脑会根据眼睛看到的新信息对该图形产生全新认识。两种认识都"对"，只不过每一种认识只有单独存在时才是正确的，从而使得该图形成了不可思议的物体，虽然事实上它只不过是印刷在纸上的一组"无辜"的线条。艺术家 M.C. 埃舍尔就是借助这种手法来展示著名的不可思议的场景——向上流的瀑布、少数人不停地在爬相同的楼梯等。

图5给出的例子稍微有些不同，但说明同样的道理。该图可以呈现好几种事物，这主要取决于你从哪个角度看。它当然是个立方体，不过那个圆究竟在哪个面上呢？一种看法认为立方体向下倾斜，因此圆位于其正面的中心位置。但是，圆也可能位于立方体背面左下角。假如我们认为立方体向上倾斜，那么圆所在的

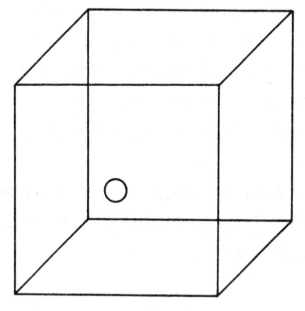

图5：内克尔立方体

位置还有另外两种可能，即漂浮于这个立方体的中央或者位于立方体的后面或前面。从知觉感知上来看，所有结论都是"对的"，也没有哪个结论比其他的更合适。然而，大脑可能认为只有一种结论是正确的，因为这是大脑认识世界的方式。它会选择认为最佳的解释或者说是最佳猜想。在这个例子中，大脑无法得出结论，因此看上去似乎立方体和圆或球体会根据大脑接受的不同的结论而前后左右变动。

因此，视觉过程不仅是眼睛以及大脑相关区域所具有的功能，而且也是整个大脑皮层的功能。视觉是记忆、想象和光线共同作用而成。如果一个人，曾经被杂志上从特殊角度拍摄的熟悉物体图片所迷惑，或者曾经在沉思时看到过火焰中的人脸，那么这个人就能容易理解这个理论。我们的感知习惯与信仰都深受过往经历、教育与成长背景以及个性特征的影响。我们看待世界的方式不仅是对这些习惯的描述，也是进一步加深这种认识，并使之更加根深蒂固。

我们不必去深入探讨这种看法。令人欣喜的是，贝茨法提出的视力再训练给人们带来了出乎意料而又令人兴奋的结果，那就是眼睛更明亮、视野更开阔。

CHAPTER

THREE

3

视力缺陷

　　人眼的构造很复杂，因此人眼中也会出现很多问题。我们将在这一节解说人眼中经常会出现的各种疾病，并将这些疾病的相互关系进行讲解，因为视力是各项功能共同作用的结果，眼睛中的一种疾病会引发另外一种疾病，同时这种疾病也有可能是由于另外一种疾病引起的。

　　这里所说的视力缺陷指的是大多数戴眼镜的人经常遭遇的问题。本书中所介绍的贝茨法主要关注的是视力屈光不正的问题。但是，这并不是说贝茨法对于患有其他眼病的人没有任何价值。由于视力系统是一个完整的体系，贝茨法不仅能改善你的视力，而且也会改善整个视觉系统。轻微的眼睛感染以及其他眼部疾病，如眼部抽搐或者斜视等都可以在使用贝茨法几个星期内消失。贝茨法对于治疗更严重的眼部疾病也有积极的影响。例如白内障，患者除了进行必要的治疗之外，运用贝茨法也能帮助减缓病情的发展。而病情很严重的患者，采用贝茨法后也取得了令人惊喜的效果。但是，绝对不要把贝茨法当作治疗眼部疾病的万能药。因为这对于贝茨法的发展没有任何意义，同时会不利于医学界认真研究这种方法。

假如你患眼部疾病，可以把贝茨法当作正常治疗之外的辅助疗法。就算没有治好你的眼疾，这种方法也不会有任何伤害；如果使用方法正确，它或许能帮助你减缓病情，甚至帮助你恢复正常的视力。

视力屈光不正的问题

这种视力问题主要是因为眼角膜、晶状体感染或者眼球形状改变引发的。在谈论其他问题之前，我们先了解一下视力折射的问题。

折射指的是光线从一种介质进入另一种介质时产生的光线偏斜。将一根棍子伸入水中时，会发现它发生弯曲，这是因为空气与水的折射力量不同；当光线从空气进入玻璃时也会发生同样的折射（图6）。

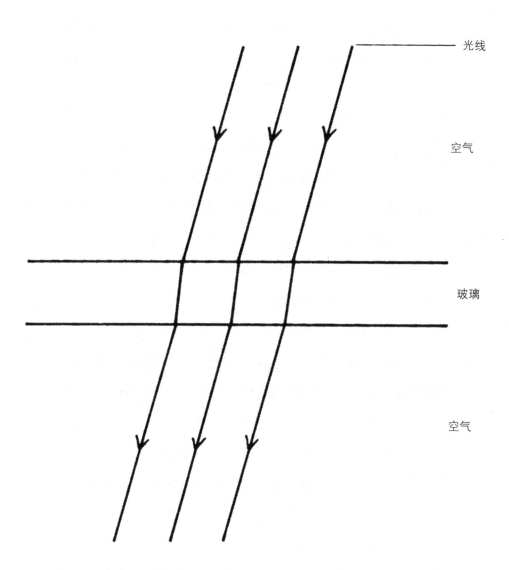

图 6：折射原理

假如玻璃是曲面的，就像是晶状体一样，那么折射规律就会发生改变（第 29 页图 7）。我们可以看到，光线进入玻璃后，并没有继续水平前行，而是聚集到了一个点上，即聚焦点。聚焦点是捕捉脆弱影像的地方。

图 6 和图 7 展示了远处物体所发生的折射现象：我们可以认为实际上物体发射出来的光线是平行传播的。第 29 页图 8 显示当透镜接收到附近物体（用虚线表示）所散发的分散光线时聚焦点会发生什么情况。

假如透镜的形状是固定的，必须把屏幕向后移动，才能看到近处物体的清晰图像，或者移动透镜也可以。许多人造仪器都采用了这种聚焦方法，比如光学显微镜和简单的望远镜。

另一种改变焦点的方法是改变透镜的形状。透镜表面越凸，其折射能力就越强，对近处物体影像的捕捉能力也越强。人眼也是同样的道理。

在人眼中，不仅晶状体产生折射能力，眼角膜同样也产生折射效果，因为它的交叉区域也能够弯曲。晶状体和眼角膜一起组成眼睛的"透镜体系"并发挥作用。

眼球的直径大约为 2.5 厘米。要想精确聚焦，眼睛的这一透镜体系必须毫无瑕疵，而且要定位准确。假如视网膜距离透镜体系太远，远处物体所形成的聚焦光线就会落在视网膜的前面，从而产生模糊图像。相反，假如视网膜距离透镜系统太近（也就是说，

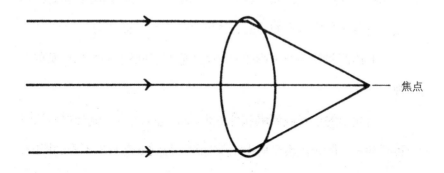

图7：透镜折射现象

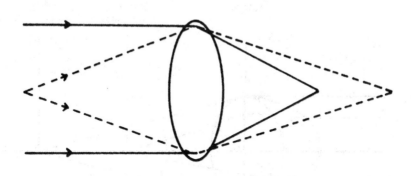

图8：透镜对于远近物体的不同折射情况

假如眼球前后之间的距离太短），那么，近处物体所形成的聚焦光线就会落在视网膜的后面，这同样会产生模糊图像。

上述两种情况所引发的视力屈光不正问题被称为近视和远视。

当角膜的形状或者晶状体的形状出现问题时，就会引发第三种眼病——散光。除非角膜完全对称，否则就会产生不同的折射，从不同位面产生的光线会形成不同的视觉焦点，由此只能形成一个物体的部分影像而不是全部影像（图 9）。

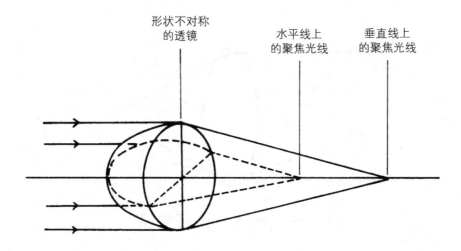

形状不对称的透镜　　水平线上的聚焦光线　　垂直线上的聚焦光线

图 9：散光原理

因此，近视、远视和散光都可以归结为因眼球变形而引发的视力屈光不正。第四种最常见的视力屈光不正为花眼（也叫老花眼）。这种眼病是因为人上了年纪后晶状体逐渐失去弹性，在进行自我调节时失去了改变晶状体的能力。很多人在中年的时候就开始出现花眼的情况，到 55 岁到 60 岁时就会完全花眼。到那时，晶状体几乎完全失去了弹性。

任何一个患有视力屈光不正问题的人，往往不会只出现一种屈光不正问题。举个例子，大多数近视者往往也会有一定程度的散光，而且随着近视者或远视者的年龄的增长，他们很可能还会患上老花眼。

飞蚊症

飞蚊症指的是视野中经常出现类似蚊子和蝌蚪之类的斑点或小的漂浮物出现，这些问题常常困扰着近视者以及大部分中年人。在你看书或者眼睛盯着某些明亮的表面看时，比如白色墙面或者天空，飞蚊症会不断地出现和消失。在某些情况下，飞蚊症似乎是静止的；在其他情况下，它们会随着眼睛在做搜索运动时一起运动，但是在眼睛运动停止后它们仍然自己在动。

飞蚊症的病因是眼睛的玻璃体出了问题。玻璃体是充满玻璃体的一种液体，与房水类似，只不过它比房水多了一种组成成分，即非常纤细的纤维丝。这些纤维丝使得玻璃体像胶状物一样结实。

健康眼睛的玻璃体是坚实的，而近视眼以及老年人的眼睛的玻璃体比较松散，成流动性。在这种情况下，纤维丝会凝固成为眼中线状物，最后投射的影子就成了飞蚊。

除了玻璃体出现问题之外，或许还有一些其他原因也会产生飞蚊，但是玻璃体的病变是主要的原因。

当视轴线出现协调障碍时

在视力缺陷中，不管缺陷多么小，几乎总会导致外部肌肉功能的退化。这种现象的一个后果是视轴线协调作用失准。

视轴线协调的精确性对于保持良好视力而言非常关键。假如一只眼睛有功能缺陷，或者聚焦错误，那么大脑就会抑制从另外一只眼睛传来的正确信息，而只接受有助于加深这个错误影像的信息。如果双眼都能正确聚焦，那么它们就可以互补，就会把更加详细和可靠的视觉信号传递到大脑。

左右眼所带来的两组不同的信号是由深度感知的不同造成的。双眼的视力范围是有限的，就算视力很完美，最远也只能看到约 45 米的真实立体知觉范围。超过这个范围，两眼发出的视觉信号就会太过相似，从而得不到深度信息。如果深度感知无法实现，我们就会用假深度感知来进行弥补，这种感知是建立在过去我们对刻度与角度的认识基础上的。我们发现，视线轴的控制越精准，实际深度感知的范围也会越广。当外部肌肉功能削弱时，真实的深度感知很可能只能延伸几米或更短距离，或者甚至无法实现。

　　控制视线轴在眼睛的自我调节中也非常重要。视线轴所成的角度可以衡量眼睛与所看到物体之间的距离。这一信息源有助于眼睛调整焦距。不过，这并不是唯一的信息源，因为只有一只眼睛的人也能进行视力调节。但是，少了这一信息源，眼睛就无法迅速调整焦距。反过来说，眼睛聚焦的变化也可以提示外部肌肉系统是否需要变换角度。错误的视力调节往往会导致错误的外部肌肉的运作。

视网膜中央凹功能缺失

　　外部肌肉功能的错误运用也会损害眼部其他功能的作用。如果眼睛的搜索动作不完善，需要花更多的时间才能找到视野中的事物。同时追踪也会变慢，从而无法跟上快速移动的物体。更严重的是它会损害眼睛的探寻功能。

　　很难让那些视力有缺陷的人信服他们错过了多少美丽的风景。人类视觉体系的潜能能够传达令人震撼的细节，而且良好视力的视觉效果也好得惊人。视力好的部分人（尤其是小孩）往往会把这种视觉效果看作是理所当然。由于视力会在不知不觉的过程中退化，因此人们几乎注意不到这一点，人们只能意识到自己眼睛的聚焦能力逐渐下降。戴上眼镜后，又能够看清东西了，这给人感觉似乎恢复了聚焦能力。因此人们错误地认为自己的视力又好了，这是非常可悲的。戴上眼镜，人们或许能看清眼科医师的视力测试表，但是良好的视力并非仅仅是能看清视力测试表那么简单。

从某种意义上来讲，眼睛的工作原理与照相机的功能非常相似。但和普通照相机不一样的是，眼睛并不是被动接受晶状体投射到"薄膜"上的影像，而是会主动进行探寻，成像过程中物体会被连续不断地转化为许多影像小片段，然后这些影像小片段又在大脑中重新组合成影像。我们只有利用视网膜中央凹才能看清楚物体，而小凹能帮助我们看得更清楚。小凹指的是视网膜上的一个点，需要前后探寻影像才能捕捉到更小的细节片段。

我们可以通过报纸、书籍以及杂志上的图片了解这个原理。如果仔细观察这些图片，你会发现这些图片由一些小圆点组成。圆点越小，画面再现效果就越好。同样地，小凹的功能区域越小（不超出视网膜的功能范围），它就能更加准确地进行探寻功能，其分辨能力就越强。探测功能是由外部肌肉和眼睛的探寻功能实现的，而眼睛的探寻功能被认为是眼球的轻微、持续、高频率的颤动。

假如眼睛的外部肌肉功能退化，眼球的颤动就会变缓。结果是那些"圆点"也会变得更大，小凹和中央凹的功能差别也会因此变小，或者完全消失。在更严重的情况下，中央凹与黄斑周围区域的功能差异将完全缺失。

畏光症

　　人类文明所产生的一个直接后果是人们户外活动的时间越来越少。在商店、公司以及工厂中工作的人们，每天只有很少的时间去接触阳光。这个结果也让人们觉得墨镜很时尚，能让人显得成熟老练。不幸的是，大多数人都觉得这个观念很好，由此许多人给自己的眼镜配上了不同的色彩。

　　人眼在离开明亮区域时（例如在大晴天从室外进入室内），就会发生暗光适应现象。这种现象指的是视杆细胞功能增加，而视锥细胞功能减弱。虽然这种变化非常迅速，但是整个适应过程需要1个小时。如果离开暗处，来到光亮处，也会发生相反的变化。

　　如果不需要戴太阳镜的人却经常戴太阳镜，视网膜中的视锥细胞就会发挥很小的功能。这样一来，他们很快就会习惯弱光，如果被太阳照射，眼睛反倒会不舒服，甚至会觉得眼睛疼痛。

　　这类畏光症是用眼不当造成的。生理学中曾有这样一个原理——"器官需要经常用才灵"，或者更简洁地说是"非用即失"。在后面的描述中我们会发现，上述原理不仅适用于或明或暗适应过程，眼睛的其他功能也可以应用这个原理，包括眼睛适应性的自我调节。

"视觉皮层"的噪音

接下来我们要谈的常见视觉缺陷，它不是存在于眼睛中，而是在大脑皮层中。

假如你切断视觉系统的光线供应，也就是你闭上双眼，并用双手遮住眼睛。等到后续的影像消失后，你的眼前只有一片漆黑，什么都看不到了。不过，你很可能会看到其他一些东西：也许是灰色或其他阴影下的某个漩涡，也许是更为复杂，甚至千变万化的图案。有时候这些幻影非常逼真，你会怀疑有什么物体投射到了你的眼皮上；但是由于没有任何光线进入眼睛，这些幻影可能是在眼睛内部自动产生的。一般认为这是视觉皮层的一种干扰，类似于"噪音"，就像扩音器所发出的嘶嘶声一样。等你再次睁开眼睛，会发现这种干扰还在：你会看到双重的图像。由此断定，视觉皮层产生的干扰越严重，你所看到的图像效果就会越差。

贝茨特别强调人眼"看黑色"的能力，并将其等同于完美视力。按照他的说法，如果你闭眼所见的黑暗程度一直保持不变并且深黑无比时，说明你的视觉体系处于最佳的工作状态。

CHAPTER
FOUR

4

视力屈光不正

　　要想了解一种疾病，我们需要知道这种病是先天性的还是后天性的。先天性缺陷通常必须通过手术或者其他人工手段才有可能治愈。从定义说，先天性疾病具有遗传性，即它们是由个人的基因遗传引发的。

　　后天疾病形成的原因多种多样。有的是由外部原因造成的，比如意外事故、传染以及感染等，也有的（比如常见的肥胖、毒瘾，各种牙病、心脏病、心理疾病等）是由于坏习惯所导致的。也就是说，人们会因为一些有意识或者无意识的坏习惯而给自己带来困扰。在这些病例中，假如能改掉坏习惯，而且病情还没有太严重的话，人体自身的康复能力能够慢慢使病痛完全或者部分治愈。

事实上，情况并没有这么简单。基因会严重影响人们患后天疾病的倾向，甚至包括那些由外部因素引发的疾病。严格来讲，大多数疾病都是由于某种基因参与导致的。将人们至少有可能加以控制的疾病归为后天疾病也许更合适。尽管如此，"先天"与"后天"疾病依然存在一定的区别。

那么，视力屈光不正问题是属于先天还是后天缺陷呢？医学界认为，两种情况都存在，不过主要病因是先天的。医学界将视力屈光不正的病因列举如下：

1. 眼球畸形（先天）；

2. 随着年龄的增长晶状体会硬化（先天）；

3. 初期白内障以及其他病理情况（先天或后天）；

4. 眼房水或玻璃体的屈光性能发生了变化（先天或后天）。

传统观点的异议

我们先冒昧质疑一下人们所公认的观点。医师有没有可能在一定程度上对视力屈光不正的真正原因判断失误呢？现代眼科学理论有没有可能缺乏根据或者科学权威？

从文艺复兴时期以来，论证科学的方法是：先假设，然后试验论证。首先提出假设来解释大量的观察结果。然后通过试验来检验假设，而试验过程中又会得到进一步的观察结果。这些观察结果很可能可以证明假设是正确的。另一方面，假如试验人员发现一条不符合假设的观察结果，那么就必须重新考虑并修改假设，甚至还需要全盘放弃它。

有没有哪些观察结果不符合视力屈光不正的现存理论呢？

比如近视。大多数近视病例都归因于眼睛瞳孔变大。我们原本以为这种疾病既然是由于先天的生理缺陷导致的，那么不管过多长时间都应该保持相对稳定，至少对于年轻人而言应该如此。我们还认为近视的儿童会随着年龄增长近视加重，因为他们的眼睛和身体其他器官都在发育，等他们成年后近视就不再加剧。然而，事实并非如此。人们发现，身体发育结束后的很长时间，眼睛的近视状况仍在不同时期不定期地发生变化。

假如不存在上述第 3 条原因可以解释的眼病，那么我们还可以用其他三条原因当中的哪一条来解释成人眼睛近视状况的变化呢？眼球大小是不变的，因此第 1 条原因显然不成立。随着年龄的增长晶状体会硬化吗？即便如此，这种情况也只会导致远视问题而不是近视问题。在排除了第 3 条原因后，答案就只能是第 4 条：即眼房水或玻璃体的屈光性能在不断变化。但是，这种情况非常罕见，因此，将成人近视问题归因于这一原因很荒唐。

我们再来看看戴上眼镜后的情况。医师会告诉人们，新镜片需要慢慢习惯，而且一开始会有诸多不适。为什么呢？假如是这样的话，矫正镜片对眼睛不会产生任何影响（只是暂时让眼睛正确聚焦），假如眼睛可以看作是具有恒久折射性能的光学设备，那么它为什么还需要去适应新镜片呢？戴眼镜的不适感往往是眼睛的过度疲劳引起的，会感觉眼睛几乎要"被从眼眶拽出来一样"。这是种什么感觉？又是由什么引起的呢？

戴眼镜还有一个现象，就是戴上眼镜后视力越来越差。举个例子，我有个熟人，当他还是小孩的时候，曾经戴着由国民保健中心验证的眼镜来矫正轻度近视。镜架由英国福利中心提供，大家都认为镜架的标配很低，并不好看。因此，我那位熟人只是偶尔才戴眼镜，而他的视力在几年之内都保持稳定。

后来，在他二十八九岁有了一定的积蓄后，便决定买一副同样度数、镜架更轻的眼镜。他买那副新眼镜花了一大笔钱，所以经常戴着它。不久，他发现自己的视力下降了，而且对眼镜产生了依赖性。他是在成年后视力才变差的，而且有意思的是，他的视力变差正好是他买新眼镜之后才发生的。不管是近视眼、远视眼还是老花眼，类似情况不在少数。那么究竟是什么原因造成的呢？

另外，高度近视的人（据说这些人的眼睛过大）往往总是眯着眼。我们又该如何解释这种现象呢？当他们摘下眼镜后，他们的眼睛看上去又小又无神。这样一来，他们很自然就迫不及待地想赶紧戴上眼镜。然而，假如他们的眼镜弄丢了，或者碎了，过几天，这种眯眼睛的习惯就会慢慢开始消失。而且，他们的视力往往也会开始变好，虽然并不明显。如果说近视是先天的，戴眼镜也不会对眼睛产生任何影响，那么就无法解释上述这些现象了，我们也只能认为现有假设肯定存在问题。

虽然我们已经详细探讨了近视问题，但是人们对其他视力屈光不正问题的传统解释仍持有异议。医学界认为散光会随着时间而发生变化。假如我们认同散光是由眼角膜（或者晶状体）的先天畸形引起的，那么医学界的上述观点就很难理解了。远视和近视一样，在成年后也会发生变化；然而，二者的区别在于年轻人的眼睛据说能借助睫状肌来弥补远视问题。而且，随着晶状体不断硬化，这种弥补作用的效果会越来越差。因此，要想有力反驳传统的远视理论就没那么简单了。老花眼问题也一样。假如缺乏数据资料，以下主观看法就不能成为合理观点：活动较少的人会更早患老花眼；在那些文化落后的国家里，老年人往往一辈子不需要戴眼镜，尽管他们仍然从事着各种各样的工作。

因此，只有那些能真正驳斥有关近视与散光传统说法的理论才最具说服力。假如这些反对意见能被证实，我们就可以去质疑视力屈光不正问题其他方面的传统观念。

只有我们不认同眼镜对眼睛不会产生持久影响，才能反驳传统近视理论的观点。这意味着视力的改变不是由于目前医学界已经认可的原因引起的。那么是什么原因引起了视力的改变呢？

贝茨的假设

　　贝茨假设认为：视力屈光不正问题产生的根本原因在于眼睛的过度疲劳。他认为眼睛疲劳会妨碍人们产生良好的视力。根据贝茨假设，视力屈光不正并非先天的，也不是无法治愈的，相反，它属于后天疾病。假如改变不良的用眼习惯，而且为视力的改善提供良好的条件，那么视力屈光不正问题可以得到治愈。

　　贝茨在其著作中指出眼睛的过度疲劳分为两类：一类是情绪干扰，另一类是为看清事物用眼过度（眼睛在受阻碍的情况下去看事物）所引发的视觉疲劳。

　　我们首先来看情绪干扰。情绪干扰指的是由一些负面情感，比如厌烦、担忧、恐惧、悲痛等所引发的不安定感。这些情感所产生的影响以及个人对它们的承受能力会因每个人的性格有很大差别。因此，我们会发现不同的人对相同情况所作出的情绪反应也不相同。

　　我们从第二章了解到，视觉作为大脑皮层的一项功能，是与想象力和记忆力紧密相连的创造性活动。根据这一点，认为大脑皮层当中与思想和情感相关的其他部位所受的干扰很可能会影响视觉过程也不是毫无根据的。我们可以肯定地说，情绪干扰会扰乱大脑皮层的其他功能。举个例子，孩子在学校如果感到厌烦或不开心，就不能很好地吸收知识。我们在平静且不受任何干扰的情况下，记忆与想象的创造性过程（或许在艺术与文学创作中这一创造性过程更为突出）似乎可以发挥最好的作用。

贝茨假设的第一部分指出，人们的某些用眼习惯影响着眼睛的自我调节机制，情绪干扰会对视觉过程产生负面影响。如果真是如此，那么该假设就会被应用于证明其他的问题。

如果说情绪干扰会导致视力屈光不正问题更加严重，那么稳定情绪便可以改善这一状况。但是，如果这个视觉过程被打断会发生什么情况呢？如果因为视力下降而戴上眼镜会怎样呢？我们知道眼睛的自我调节受到大脑反馈信息的控制。如果所看到的图像很清晰，大脑就会认为自我调节机制正常，那么眼睛的调节机能就能很好地完成工作。一旦引发情绪干扰的负面影响消除，恢复良好视力的可能性就会得到保障。如果通过镜片看清事物，眼睛就会不断地产生折射错误。因此，我们得出结论，戴眼镜会使视力屈光不正问题更加严重。只有摘掉眼镜才有可能恢复视力。

按照该假设，视力屈光不正问题不仅仅是情绪干扰的一个标志，而且也是造成忧虑以及压力的诱因。通常来说，眼睛近视的人往往比较书呆子气、内向、腼腆，喜欢待在自己有安全感的小世界里；而远视的人则容易走另一个极端。当然，视力差这一生理缺陷本身就会给人带来压力。

此外，我们还要考虑去看眼科医师的经历。那里到处都是不熟悉且看上去很吓人的设备，病人会被安置在可调节的座椅上，灯光很昏暗。眼科医师用仪器检查完眼睛后，会要求病人读视力测试表，回答问题。病人误以为自己的答案会决定处方，因此很担心答错了会对眼睛有害。所以，检查时病人的视力通常暂时比平日要差一些。这样导致的直接结果是医师配的眼镜度数要比病人实际需要的度数高：病人的眼睛必须学会去适应高度数的眼镜，这样一来视力将更加恶化。

迄今为止，贝茨假设与之前所谈到的关于视力屈光不正问题的观察结果以及眼镜对其产生的影响相一致。那么贝茨先生认为的视力屈光不正诱因，即用眼过度疲劳的第二个方面——用眼过度是怎样引起视力屈光不正问题的呢？

人体的各部分功能在没有有意识干扰的情况下能发挥最佳作用。举个例子，走路这一动作应该是自动自发的一个过程。假如人脑开始考虑走路的具体动作，想决定身体哪个部位往哪个方向去，哪个动作先哪个后，说简单点，假如一个人走路都需要考虑，那么整个动作就会出差错。视觉功能也一样，一旦受到人脑干预，结果往往会很糟糕。

由于眼睛的外部肌肉结构特殊，因此更容易受到这种干扰的影响。外部肌肉包含横纹肌和平滑肌，容易受有意识和无意识控制。这对于眼睛探测行为而言尤为不利。眼睛探测行为是视力的关键部分，也是外部肌肉唯一一项自动进行的功能。其他几种眼部运动——视线的控制、追踪以及搜索功能都在一定程度上受意识控制。

　　无论我们何时想调动敏锐感官，都会有意去压制身体其他部位的不必要的活动，以避免干扰。假如有人想听清楚微弱的声音，他往往会刻意保持安静状态，然后将头部固定在一个方向，以便让耳朵发挥最大功能（让自己听清楚）；他很可能会低头看地上，避开进入视线的信号的干扰，并集中全部注意力去听，乍一看就像一尊雕塑似的；就连呼吸也会变得很微弱，甚至会暂时屏住呼吸。

　　人们在想办法看清某个模糊或者不熟悉的影像时，也会有类似反应。他们会压抑呼吸以及身体其他动作，眨眼睛的频率也会降低，并固定成为一种凝视状态。假如这种凝视状态成为习惯，那么一直固定不动的外部肌肉系统就很容易破坏眼睛微妙的探测功能。如果眼睛的追踪和搜索功能的灵活性降低，探测功能也会失去灵活性。由于这些功能与相邻肌肉系统相关联，从而导致眼睛的自我调节机能失去灵活性。

　　不幸的是，我们的文明生活方式总是引诱我们产生这样的习惯。我们在观察一个物体时，可能会采取以下两种方式中的一种，赫胥黎在《视觉艺术》一书中详细区分了"本能关注"与"有意关注"。前者指的是动物（包括人类）在被某个事物吸引时所产生的无意识的关注；后者指的是意识控制下的关注行为。引用赫胥黎的话：小男孩在学习代数学时的关注行为就属于有意关注。

当他玩游戏时，就变成了本能关注。有意关注需要人的努力才能完成，而且或多或少会让关注者产生视觉疲劳。

要想看清东西，眼睛的灵活性与关注的灵活性要完美结合。为了某个目的，我们强迫自己去注视我们对之无兴趣的东西，强迫自己去干涉正常自然的视觉过程。这对于我们来说，这种误用是人类本能的一个不可避免的结果。这对于眼睛来说不仅是一种伤害，而且很危险。只有当这种误用改变为一种良好的习惯，同时我们能将关注力放在一种本能的状态下，这种伤害才会降到最低。

用眼过度也会导致视力下降。我们已经认识到视觉与想象力和记忆力相似，也是一个创造性过程。而任何创造性过程一旦被过度使用都会遭到削弱。如果我们努力去记住一个人的名字时往往想不起来，但是在事后不再想它时，那个名字却会自觉出现在脑海里。创造性的工作就像是自制鸡蛋饼或者创作一首交响乐，只有当追求成功的压力消失时，创造性劳动才会出奇地取得成功。日本有一则故事可以说明这一点。故事讲的是有人请书法大师壶川写一幅字，内容为 The First Principle（第一原则），并打算照原样把它刻在京都 Obaku 寺庙大门上。书写进展并不顺利，原因是壶川工作室的一名弟子对师傅的作品总是吹毛求疵。于是，壶川修改了一遍又一遍，浪费了 84 张纸。最终，等那名学生不再插手时，壶川心想"现在我的机会来了"，于是内心不再受任何干扰，静心写下了"The First Principle"。这幅字被那名学生惊叹为"杰作"。至今，寺庙门上还能看到壶川写的这几个字。

眼睛的自我调节选择方案

总的来说，贝茨的假设理论就是说，视力屈光不正的诱因是视觉疲劳，要么是由情感干扰引发，要么是过度用眼导致。该假设至少从表面上看是合情合理的。因为它能够解释传统理论无法解释的那些令人费解的观察结果。毫无疑问，迄今为止该假设已经得到医学界的广泛认可。麻烦在于我们需要建立起一套关于眼睛的自我调节理论来取代或者补充现存的有缺陷的理论。也正因为这个原因，贝茨法和传统理论仍然各行其道。

贝茨法能有效改善各种类型的视力屈光不正问题，包括散光和老花眼，贝茨相信眼睛可以改变自身的形状，并因此改变其屈光性能。然而，如果我们不承认这个过程是由外部肌肉来完成的，那么是什么机能实现的呢？

眼睛好比充满液体的球体。要想改变眼睛的形状，就需要对球体表面施加压力，这种压力或者由肌肉功能实现（这也是贝茨的最初构想），或者根据流体静力学去改变液体的体积来产生。

从图1（第9页）所示的眼睛结构图中，我们能找到施加这种压力的组织吗？巩膜、脉络膜和视网膜中并没有可以自主运动的结构；除了虹膜中存在肌肉组织之外，眼球中唯一的肌肉组织存在于睫状体中，不过该肌肉组织不大可能影响眼睛的形状。这样一来，就只剩下眼内容物了，眼内容物由三部分组成：晶状体、房水和玻璃状体。前两种似乎不太可能改变眼睛的形状。贝茨法可以减轻老花眼的状况（当晶状体失去其弹性后就会患老花眼），房水是一种不具有任何组织性结构的清澈液体，而玻璃状体虽然含有 98.5% 的水，但是或多或少有固定的组织结构，不过迄今为止尚未发现它具备什么功能。

除了水，玻璃状体还含有一种类似胶原的蛋白质，以及多糖（一种由长链分子构成的糖）和透明质酸。蛋白质呈现一种紧密的纤维网状结构。

人眼玻璃状体显微功能的准备工作比较难于进行。它有缺点，容易产生假象，这是一种视觉幻象。尽管如此，如果玻璃状体看上去很稳定，表明它具有真正的内在结构。一般认为它里面的纤维相互交错，而且彼此之间并不存在任何关联。纤维上还会定期出现球状增厚现象，这被认为是那个位置的纤维增厚所引起的。玻璃状体与视网膜相连接，但是并不是牢牢附着在上面，只是在视盘和视网膜锯齿缘的位置紧密相连。玻璃状体还与晶状体以及黄斑相连，尤其是青少年的眼睛更是如此。视网膜锯齿缘处的附着尤其牢固，而且玻璃状体中所有纤维的来源都可以从此追溯。

玻璃纤维究竟起到怎样的作用仍然无法确定，一般认为它们具有辅助作用。但是，由于眼睛是借助流体压力来保持形状的，因此可想而知玻璃状体中的液体自身就可以提供必要的辅助作用了。

那么，玻璃状体有没有可能也参与了眼睛的自我调节过程呢？它里面包含的物质占据了眼睛的一大部分：只要玻璃状体的形状或体积发生改变，就会直接影响到巩膜的周围部分，然后通过房水的流体压力传递到眼角膜。

玻璃状体纤维的细微表象显示，单个纤维的收缩和舒张或许可以改变玻璃状体的形状。由于玻璃状体在锯齿缘和视盘与视网膜紧密相连，因此其纤维的收缩与舒张会使得眼睛在流体压力的作用下改变形状。假如玻璃状体当中的一部分结构会习惯性地比其他部分更容易收缩，这一差异就会导致角膜产生不规则变化——散光。一般认为，视网膜或者视盘可以控制收缩。但是，很难弄明白像玻璃状体这么薄弱的结构怎么会具备必要的力度。这当中很可能存在某个化学变化过程，可以改变玻璃状体组织的渗透性，从而改变玻璃体整体的容量。玻璃体容量减少所产生的影响与玻璃状体纤维的收缩一样——眼睛的前后距离会缩短。然而，如果考虑到快速的自我调节功能，某个化学变化过程似乎就不太可能发生。

无论实际情况如何，以及玻璃状体是否会影响眼睛的自我调节功能，但是通过学习贝茨法，我认识到眼睛确实会改变自身的形状。在接受贝茨法训练时，我发现当我眨眼的时候，眼睛内部会产生一种轻微的压力。这种压力似乎来源于眼睛内部，被睫状体或者视网膜锯齿缘所控制。当我再次眨眼时，这种压力和清晰视野就会消失。压力感不再存在，但是只要不断地眨眼，我们的视力所看到的事物的清晰度就不断增强。通过眼角膜，眼睑的压力改变了眼球的形状。

近视者有一个习惯，就是他想看清楚一个物体时会眯着眼睛。有人认为，眯着眼睛会使眼睛瞳孔缩小，从而使眼睛变成类似针孔照相机一样，因此可以看得更清楚。这种解释并不全面，因为轻微的眨眼也能让视觉获得改善。更合理的解释应该是，眼睑压力作用于眼球，使得它前后距离变小。因此说，眼睑可以改变眼睛的聚焦设施——不管是玻璃状体，贝茨所说的外部肌肉，还是其他什么结构。而晶状体则相当于眼睛的第二聚焦设施，就像显微镜的镜头一样，可以提高图像的精细度，但是并不是必要结构。

在我看来，目前关于眼睛自我调节的理论还存在不足，而且迟早会得到修正。有证据表明成千上万的人已经借助贝茨法改善了视力。对于那些要求对自己认可的治疗方法做出理论解释的人，目前他们只能痛苦地等待，但是对于担心自身视力而没有时间去等待一种理论解释来证明的普通人而言，只要这个方法有效就足够了，而对于大多数人来说，贝茨法真的非常有效。

PART TWO

第二部分

1

开始使用贝茨法

　　本书这部分会对贝茨的各种视力改善法做详细说明。每一种方法主要针对视觉系统内某一类的缺陷，不过这些方法彼此之间也互相补充。因此，针对视觉缺陷问题的任何一种病症使用贝茨法是可取的。我们已经知道，大部分治疗眼睛的方法都与用来解释视觉系统是如何工作的传统知识是一致的，但是贝茨法却超越了传统。

　　我们建议你在尝试任何方法之前先通读本书的第二部分。如果你认为那些方法有效，可以把每一章的内容都读一遍，然后按照你自己的速度去实践它们。之后，如果你对贝茨法依然存在疑虑，请至少再花6周时间（两个月更好）去实践这个方法。在此期间，你有充分的权利去怀疑，但是尽量不要对它抱有成见。等这段时间结束后，如果你仍然觉得自己没有任何收获，可以放心地舍弃它。

另一方面，如果你的视力得到改善，不管这种变化多么微不足道，你已经证明了有关视力屈光不正问题的传统解释是不可靠的。到这一阶段，我建议你减少对它的怀疑，再花6周或者两个月的时间去实践。在这段时间里，你会发现贝茨法真的很有用。带着这样的信心去实行贝茨法，你将会有75%的机会取得部分或者完全成功。这里的部分成功指的是相比之前，你对眼镜的依赖性降低了，同时医师开具的治疗眼睛的处方也减少了。

恢复视力的第一步是摘掉眼镜。这里需要强调的是，眼科医师都承认，有视力问题的人，就算不戴眼镜，也不会对眼睛有任何害处。

如果你从一开始就不戴眼镜，情况将会好很多。你戴眼镜的时间越长，视力改善得就越慢。贝茨认为，人们要想借助他的方法成功改善视力就不要戴眼镜，但这只是在理想状态下的忠告。如果视力非常弱，突然停止戴眼镜会给眼睛带来压力，而这种压力正是贝茨法努力避免的。此外，眼镜往往是人们正常工作所需的必需品，就算只是轻微近视，开车不戴眼镜这种做法不仅违法而且是愚蠢的。

就视力屈光不正而言，隐形眼镜对眼睛产生的影响和框架眼镜几乎是一样的。因为隐形眼镜通常不能像框架眼镜那样戴、摘方便，往往会长时间戴着，因此造成的伤害也更大些。如果你需要戴眼镜的话，最好戴框架眼镜。

首先，你应该有一个目标，在你不需要眼镜的时候就摘下它们。你的视力越差，戴眼镜的时间越长，摘下眼镜就会越困难。如果你的视力非常弱，不戴眼镜实在不行，那就制作一个时间表，将每天戴眼镜的时间缩短 15 至 20 分钟，每周末记录一下本周总共戴了多长时间的眼镜。

早上起床就戴眼镜的举动很容易成为无意识的行为。刚开始，如果早上不戴眼镜你会感觉不适应。有时候在社交场合，不戴眼镜就会让你感觉不舒服，缺乏安全感。如果你有过这种感受的话，努力去克服它，因为这也是改善视力的一部分。等你做到这一点时，你就会发现你已经向着成功迈出了重要的一步。

另外，那些不习惯看到你不戴眼镜的人们也会给你压力感。家人和亲朋好友或许对你表示同情，别人也许会对你的做法嗤之以鼻。在最初的几个星期或者几个月里，你可能会怀疑自己的做法，但请不要相信他人的意见。我建议你有选择性地去和其他人讨论贝茨法。你对这种方法的实践调查属于个人体验：尽可能少去理会某些人询问你为什么不戴眼镜这类问题。其实没有人会太在乎这一点。等过些时候，当你发现这套方法有效时，你会变得更加自信。顺便说一句，不管你多么肯定贝茨法的价值，也不要试着改变他人对这个方法的看法。你可以在闲聊中提起这种方法，但如果发现对方对此漠不关心或者反感就终止这个话题。一些人戴眼镜是出于情感方面的原因，因此或许很难毫无偏见去听取你的建议，哪怕是善意的建议。

在这种情况下，你可以自问一下有关个人情感方面的一些问题，尤其是关于过去的情感问题。如果可以，回忆一下你第一次戴眼镜以及之后开始戴眼镜的时间，配眼镜之前的几个月你是不是很开心？还是发生了一些烦心事？如果你上学时就开始戴眼镜，那么你在学校非常开心吗？还是说很害怕或者不喜欢其中一位或几位老师呢？你有没有发现在校生活很受约束很无聊呢？有没有被过多地强调竞争和考试呢？

你可以把这些问题和你的想法都写下来，以及你使用贝茨法的体会。出于这样的目的坚持写日记非常有效——这样在你产生困惑时就有档案数据可以信赖了。你在日记中也可以记录练习贝茨法的细节以及每次所达到的视力标准。

TWO

2

手掌按摩法

贝茨法假设的原则是视力屈光不正问题是由疲劳引起的，最合理的矫正方法就是闭眼睛休息一会儿。人们在劳累或者想忘掉不愉快的事情时都会这么做。如果有某件事情非常烦人，人们很自然地也会用双手遮住眼睛。

对大脑皮层放电过程的研究在一定程度上可以解释这个现象。这种放电是按照某种节奏或者脑电波进行的，有几种形式。当视野带有图案时（也就是说，当眼睛正常睁开时），就会产生β 波，而当视野很均匀时（即当眼睛闭上时），脑电波就会转变为更为平静的 α 波。

第二章　手掌按摩法

闭上眼睛让眼睛得到休息也是贝茨法的基本观点。贝茨博士将这种方法称为"手掌按摩"。轻轻地闭上眼睛，然后将手掌覆盖在眼睛上，阻挡任何光线进入眼睛，同时不让眼球受到任何压力。手掌轻轻放在脸颊上，手指则覆盖在前额。这个动作需要坐着完成。胳膊肘需要有东西支撑，可以是我们面前的一张桌子或者膝上的厚垫子。

当手掌覆盖在眼睛上时，你会感到非常舒服、安全而且暖和。如果有可能，选择你不会受打扰的安静的时间和地方。尽你所能去放松脸部、脖子、肩膀以及身体其他部位过度紧张的肌肉。如果你愿意，也可以听广播，或者自由遐想，一定不要去想任何不开心的事情。如果脑海中出现有压力的想法，请把它们抛到一边，等事后再去处理。

闭眼几分钟。每个人究竟适合多长时间需要反复试验，5 分钟较为适宜，最少保持 4 分钟。由于很难判断过了多长时间，因此，你可以利用无嘀嗒声的厨房计时器或者带有闹铃的电子表和袖珍计算器。

这样的手掌按摩需要重复三到五次，并将它作为你日常练习的基础。在这期间，你不仅可以遐想，而且可以进行视觉记忆练习。这种方法很有效，其依据在于所有的心理活动都会伴随有相应的身体活动。因此，假如你想象自己在说话，或者以文字而不是抽象概念的形式整理思绪，那么你的发声系统就会进行细微且可测量的运动；假如你想象自己在握拳然后松开拳头，那么相关的肌肉也会发生部分张力变化。如果你用心去观察事物，那么眼睛同样也会有相应的反应，只不过变化可能会更为显著，因为相比胳膊上的肌肉组织，眼睛与心灵之间的连接更为紧密。用心去看的优势在于心中的想象不会出现屈光不正问题，而且可以为人眼形成一个可以效仿的模型。

用心去看也可以很好地锻炼记忆力与想象力。当你用想象力去审视外景，不管是记忆中的也好，想象的也罢，或者记忆加想象也可以，都能给你带来欢乐感。让你的眼睛仔细观察远景与近景，迅速、轻松地变换目光焦点，去观察各种吸引你的物体。如果你是近视眼，请注意远处的景物，如果你是远视眼或者老花眼，请特别关注近处的物体。

人们也许会问为什么夜晚的睡眠不能像手掌按摩和用心去看那样达到同样的效果。睡觉时眼睛闭着，在梦中会出现许多影像。如果是熟睡，那么眼睛确实能得到充分休息，起床时视力往往也会获得改善。但是，对于许多人来说，睡觉会引发一定程度的视觉疲劳。做梦时，眼睛会进入迅速的任意转动状态，记忆与想象也不再受任何控制，而且梦境本身就具有一定的干扰性。总之，做梦的过程中大脑皮层似乎会出现混乱，这与眼睛最佳工作状态所需要的平静、轻松的环境刚好相反。如果你睡觉时出现视觉疲劳，那么休息前进行贝茨所说的"长旋转"动作很有用。

第二章　手掌按摩法

你可以运用零散的时间进行手掌按摩练习。就算几秒钟的手掌按摩练习也能让眼睛有活力，精神放松。如果在某些时候用双手做手掌按摩练习不太好，可以用一只手按摩一只眼睛。或者如果你觉得这样做也会引起他人的反感，可以闭眼小憩。看电视时，可以在广告时间做手掌按摩练习。

做手掌按摩练习时，你眼前所呈现的黑暗程度是衡量你的视力的指标。虽然贝茨先生在书中建议应该积极借助想象力去加强那些感知的黑暗，但是这样做可能会给眼睛带来更大压力，因此其他老师并不推崇这种做法，贝茨本人在晚年时也不赞成这样做。人们发现，最好让视野保持均一，让黑暗自己提升，以便全面改善视力。尽管如此，进行手掌按摩时也可以尝试"看看黑色"，因为在某些情况下，这样做确实很有效。以你能想到的最黑的东西进行视觉记忆——黑色皮毛、黑色天鹅绒、印度墨汁等等——然后迅速在头脑中想象它们。或者按照字母顺序表迅速回想一遍所有字母，把每个字母都想象成很黑很清晰，然后再去想下一个。等到了字母 Z，将字母的黑度与你视野的黑度进行比较。如果字母更黑一些，就让它与背景融合，让整个背景变得更黑。可以重复进行这样的练习来加深黑度。

另外一种有助于提高视力和想象力并加强记忆力的方法是观察字母。在一个可以看清楚的位置仔细观察视力训练表（视力训练表 A）上的任意一个字母。出于某种原因，请选择棱角分明的字母，例如 F 或者 H 效果更好。记住该字母的样子：各个边的宽度，彼此之间的关系，白色背景的形状与样式。最重要的是要记住该字母的黑度。然后闭上眼睛，看看你能记住多少。不要努力回想，也不要刻意去集中注意力。如果那个字母马上消失了，那就随它去。如果你发现字母还在，就可以进行下一个环节，即试着想象这个字母印在亚光白圆柱体的反面，呈深黑色。让圆柱体沿着长轴慢慢转动，直到你看见字母。然后忘掉圆柱体，让它从你脑海中消失，让你的视野中只留下那个字母。如果字母比你的视野更黑，那么就让它像从前一样慢慢和背景融合。

这些方法，事实上贝茨法的所有方法在某些情况下非常有效，但是在其他一些情况下则不起作用。因此，你需要去发现哪些适合你，哪些不适合。有些人甚至会发现使用手掌按摩法感觉很困难，但他们借助其他方法在一定程度上改善了视力，然后再运用手掌按摩法。你在接受贝茨法训练之初，先把所有方法都尝试一遍。如果你发现某个方法没用，就去尝试另外一个，但是一定要记住，你很可能会回过头来重新尝试它。

THREE

3

日照法：让眼睛晒太阳

　　人类的进化经历了好几百万年。在其中一段时间里，人类以狩猎为生，彼此关系密切。在农耕社会，一直到20世纪最初几年，大多数人仍然是日出而作，日落而息。人类本质上是昼行性生物，他们的视网膜中含有大量视椎细胞，这些细胞在太阳光下能发挥最佳作用。如果在没有阳光的情况下，视网膜会慢慢适应，并对一般的普通光照变得高度敏感。

　　这种对光线的过度敏感，可以称之为畏光症，这不但是一种缺陷，而且也暗示着视觉系统的某个地方出了问题。这种缺陷使人轻则一见阳光就不由自主地眯眼，严重时需要一直戴着墨镜来保护眼睛。畏光症几乎都是后天患病，先天患病几乎没有，原因在于现代大多数人的大部分时间都在屋里待着。如果能治愈畏光症，就可以减轻视觉疲劳，这样一来眼睛的正常功能也会得到改善。

贝茨法中可以减轻畏光症的方法为日照法，即闭上眼睛接受阳光照射。通过这种方式，视网膜会渐渐习惯越来越强的光照，直到眼睛能在日常的光照下也能有效的工作。太阳的温暖和有治疗作用的光线也会对眼睛的健康以及放松产生益处。

刚开始的时候，先接受半分钟光照，然后用手掌按摩直到视野内的影像完全消失，重复两到三次。下一次进行日照法练习时，可以稍微延长时间，且多重复一次动作，慢慢增加，最多每回进行 20 次光照。

如果你的畏光症很严重，就算闭上眼睛接受光照也感觉不舒服，你可以选择闭上眼睛面对晴朗的天空。下次再一点一点地接近阳光，一直到你能短时间闭眼接受光照而且不会感到不适为止。如果晴朗的天空对你来说也太亮了，可以利用人造光源开始练习，让灯光慢慢接近你，一直到你认为自己可以去户外接受日照为止。

如果愿意，每天可以进行两到三次日照练习。没有阳光时，可以用人造光源代替。选用普通家用灯泡（150 瓦），或者也可以选择 100 瓦的银镜反射聚光灯（任何灯饰商店都能买到）。这种聚光灯在贝茨法的其他方法中也能用到。因此，如果你手头没有的话很值得买一个。不要用荧光灯进行日照法练习，也绝不要用红外线或紫外线灯。

坐在椅子上，将灯放在与眼睛水平的高度，距离恰当，每次练习时都把它稍微靠近几厘米，直到照射在你眼睛（紧闭状态）上的灯光强度与太阳光相当为止。如果愿意，也可以把灯放在你肩膀背后，并形成一定角度，这样你就可以把一面镜子放在腿上，然后把灯光反射到自己脸上，但是不建议使用这种方法，因为反射的太阳光与实际的太阳光有着微小的区别。

不管你选择在室内还是户外进行日照法练习，都要慢慢移动头部，这样光线就可以均匀地照射在到每个视网膜的细胞上。最简单的方式是左右摇头，角度保持90度或者稍微大一点，用7到10秒的时间完成一次转头。也可以稍微变换一下转头动作，假设你鼻子上系着一支画笔，那么转头结束后刚好能画个圆、一个无限大的符号、一个八字形，或者其他任何几何图形。每转头几次，就改变左右方向。在日照过程中，当温暖的阳光照射在眼睑上，你会发现自己开始陷入舒服的昏昏欲睡中。继续接受光照，让阳光温暖你的整个身体。不过，如果你感到不适或者不愉快，请马上停止。

贝茨法的一些理论提及了一种更为先进的方法，即让太阳光直接照射视网膜。这种睁着眼睛的日照法听起来有些吓人，但实际上并没有那么可怕。但凡正常人都不敢盯着太阳看，因为那样会给眼睛带来重大损害，甚至有可能导致失明。不过，小心地让视网膜短暂接受太阳光照其实非常安全。一次光照一只眼睛，另外一只眼睛用手遮住。快速左右转头，让阳光掠过视网膜（只需几秒钟），尽可能快速眨眼睛。让另一只眼睛重复该动作，然后用手掌按摩直到视野内的影像完全消失。

睁着眼睛日照法对于接受贝茨法训练到最后阶段的一些人而言无疑是有效的，因为这样可以解决畏光症的问题。但是在通常情况下，这种方法的效果并没有比闭眼日照法好很多，而且还可能给眼睛造成疲劳。因此，至少在一开始进行练习时不要使用这个方法。不管怎样，使用这种方法时都应该谨慎。在这里之所以介绍这种方法是为了保证贝茨法的完整性。

和手掌按摩一样，日照法也可以运用零散的时间进行，只要有条件并且你有几分钟的时间就可以。

使用日照法并不是说不需要戴太阳镜了。通过贝茨法练习后，你可能会觉得不再需要它们了。如果你觉得需要太阳镜，那么宽檐儿帽子或者遮阳伞足以起到遮阳的效果。生活在温带地区的人们通常只需要在特殊的眩光情况下（比如，长期盯着阳光映照的雪）戴太阳镜；在热带地区，白种人以及祖先来自温带地区的人，很可能需要戴太阳镜。在这些情况下，应该选用高品质的太阳镜。廉价的太阳镜不但会让看到的影像变形，而且也不能有效地抵挡过多的紫外线。

畏光症引发的斜视与面部扭曲的症状会因为习惯而持续存在，即使是畏光症治愈之后仍然如此。当你发现自己斜视时，先问问自己是不是真的需要这样做；放松脸部肌肉，并尽情享受你与太阳建立的惬意的关系。斜视不但不美观，而且还会加快皱纹的形成，让你显得比实际更衰老。

日照法是专门针对白天时间内的视觉练习，我们也应该给晚上一个机会，尤其是如果你的工作是在暗淡的灯光下进行。你可以试着在晚上晚开灯半小时甚至更长时间，注意当黑暗笼罩聚集，视杆细胞取代视锥细胞发挥作用时，眼睛形成的影像的细节和颜色以及深度感是如何逐渐消失的。

不要尝试去辨认细节，因为这样做无济于事，而且还会引发视觉疲劳。事实上，如果你能像天文学家辨认模糊的星星时那样做的话，就更容易看清细节。天文学家并不是直盯着模糊的星星看，而是朝着星星的一侧看，这样星星反射的光线就会落在黄斑以外、视网膜当中视杆细胞比视锥细胞多的地方。

CHAPTER

FOUR

4

视觉融合游戏

现在我们来介绍贝茨法的另一部分内容，即改善外部肌肉的使用情况。通过学习这些章节的方法和技巧来提高眼睛对事物的追踪、搜索以及探寻动作；这里提供的视觉技巧可以提高对视轴线的控制能力。

视觉融合游戏和之后要介绍的眼睛自我调节法用"眼保健操"来解释更容易理解。从某种意义上讲，这两种方法就是眼保健操，因为它们可以强化眼周的外部肌肉以及眼睛的自我调节机制。但是，仅仅认为它们只是眼保健操就有些过于简化它们的作用。这些方法可以通过有意识的控制去加强无意识状态下的控制程度。

这一原理是贝茨法的基础，而且几乎贯穿于每一个贝茨法中。

视觉融合练习非常简单。首先我们需要通过一个测试来判断你的视觉融合(视轴线的控制程度)是否有缺陷还是仅仅需要提高。

铅笔视觉融合游戏

找一支铅笔，竖直举在距离脸部 45 厘米处。盯着铅笔看，然后将目光越过铅笔汇聚在远处的参照点上（如果你在室内可以盯着远处的墙）。这样，你的眼前应该看到两支模糊的铅笔，就像你所盯着的那个参照物两侧有两个相邻的门柱似的。两支铅笔的清晰度应该一样。如果你只能看到一支铅笔，或者说你所盯着的那个参照点也变成了两个，那么你的视觉融合是有问题的。

如果你只能看到一支铅笔，请交替闭眼，看看哪支铅笔相对看不清。现在，遮住那只视力较好的眼睛，再去看铅笔。将目光再次转向远处，记住铅笔与参照点之间的相对位置。拿开遮挡视力较好的那只眼睛的手。是否视力较好的那只眼睛处于完全支配的地位？铅笔的位置有没有马上就转移到另一侧呢？视力较弱的那只眼睛在一段时间内也能看到铅笔吗？

如果能够看到两支铅笔的影像，但是其中一支要比另一支更清楚，那么就练习遮住视力较好的那只眼睛进行测试。如果远处的参照点也成了两个，那么两只眼睛依次做测试，首先盯着铅笔看，然后再望向远处，再让目光回到铅笔上。每只眼睛重复三次这样的练习，然后试试两只眼睛同时练习。如果你在视觉融合练习中遇到困难，请不要担心。只要手掌按摩和日照法练习取得进步，这些都会被克服的。

等你熟悉了这种形式的铅笔视觉融合练习，再去试试两支铅笔的视觉融合练习。接下来的说明听起来好像很难，但是在实践中很容易理解。在两支铅笔的融合练习中，你需要在远处找个具体的参照点：任何一个适合充当"门"的物体都行。将一支铅笔举在一臂远处，另一支举在离你脸部几厘米的位置。练习产生两个景象：一支铅笔产生的两个影像包围了另一支铅笔；两支铅笔产生的影像包围了参照点。努力让那"四支铅笔"一样清楚，虽然距离你近一些的影像肯定会更加模糊一些。现在，盯着远处那支铅笔看。你会发现参照点变成了两个：并且这两个参照点看上去一样清楚。然后让目光再回到距离你近些的那支铅笔上。现在，远处那支铅笔被两个参照点的影像包围在中间。两个参照点和门再一次变得一样清楚。最后，盯着远处铅笔和参照点之间的某个地方看，看看你能否同时看到两个门和两个参照点的影像。

更加复杂的两支铅笔融合练习步骤如下：首先盯着近处那支铅笔看，在看到远处那支铅笔所充当的"门"影像之后，收回目光，然后试着让之前看到的门保持不变。同样，在将目光从远处那支铅笔转移走之后，试着让参照点双影像保持不变。

另外一种铅笔融合练习中，是让铅笔并排举着，相互之间距离几厘米。要选用粗细相等但是颜色对比强烈的铅笔，比如黄色和红色。将铅笔举在距离你面部比较合适的位置，试着观看直到它们变成双影，也就是说，产生了三支直立的铅笔。假设你左手拿着黄色铅笔，右手拿着红色铅笔。那么中间的影像是黄色的还是红色的呢？如果它一直都保持其中一种颜色，比如红色，显然看到这个颜色取决于你视力较好的那只眼睛（右眼）看到的颜色，那么就试着让它变成黄色，然后再变回红色，最后尝试着让它总是保持两种颜色的叠加色。

尺子视觉融合游戏

在这个练习中，可以用不同长度的尺子来调整视轴线。如果你近视，一开始选择比较短的尺子会更容易些，比如15厘米；你的目标是逐渐发展到使用30厘米长的尺子，最终达到米尺（码尺）。反过来，如果你是远视或者有老花眼，就从长尺子开始，然后慢慢缩短尺子长度。

最基础的尺子视觉融合练习要求将尺子侧举着，放置在两眼之间，一个边靠在鼻梁上，另一个边抵住前额下方。用一只手的手指捏住尺子下缘，让尺子成一条直线。如果现在你往远处看，会看到尺子产生的影像看起来好像一条隧道的两条边，两个边一样清楚。将你的视线收回，这时隧道的远端看上去互相靠近并相交。

绳子视觉融合游戏

在这个练习中，你需要一根 4 到 8 米长的绳子。最好是白色的细绳子，不过其他绳子也可以。将绳子的一头系成一个圈，然后套在房间墙上的钉子或挂钩上，也可以套在门把手或者其他任意突出物上。然后在绳子上每 30 厘米左右处打一个结，直到打满整个绳子。在绳子的另一端挂一个小物件（比如旧钥匙），防止它来回摆动，这样绳子融合游戏就准备好了。

用来固定绳子的突出物应该和你的视线保持水平。将绳子拉紧，让它接触到你的鼻尖。试着去看绳子的正中间。如果你视力的融合功能很好的话，就会发现绳子呈 X 形状，你所盯着的那个点就是交叉点。正如在所有的视觉融合练习当中一样，你所看到的影像的每一个部分应该一样清晰。如果你看不到 X 形影像，稍微把绳子放低一点再试试，如有需要可以闭上视力较好的那只眼睛，就像在铅笔融合练习当中那样。如果这样你还是看不到 X 形影像，那就暂时不要进行这个练习了。它要比铅笔或者尺子融合练习更难一些；不过，它也是最有效的视觉融合法之一，因此你过些时候应该再回过头来试一试。

如果你能看到 X 形影像，试着将目光聚焦在绳子的其中一个结上。注意 X 形影像的模样，然后将目光转向下一个结上。最后你会在保持 X 形影像的情况下，轻松自如地在整条绳子上来回看。

接下来请将目光汇聚在两个结中间的那个点上。然后慢慢转移注意力，去看相邻的那个绳结，然后再回到中间点上。之后去观察另外一个相邻的绳结，然后再盯着下一个中间点看。如此重复，直到完成整个绳子的点和空间。

图像视觉融合游戏

这个练习和用两根不同颜色的铅笔所进行的练习很相似。即两个物体的影像会融合在一起生成第三个影像。

请看图 10a（第 74 页），上面有两条对角线。将此书页举在合适位置，调整书本和你的距离直到你看到的不只是两条线，而是三个影像，中间的是一个十字。试着让十字影像保持不变，让你所看到的影像一样清晰。图 10b 会生成三角形，图 10c 是圆里有一个十字的图形，图 10d 也是圆里有一个十字，只是中心多了一个同心圆。在图 10d 当中，试着去观察小圆里面的"十字准线"。图 10e 和图 10f 各自会生成两种融合图像；在图 10f 中，你应该能看到一对黑色的卡通眼睛。将此书页侧举着或者上下颠倒，试着让图像以不同的方式进行重组。

图像视觉融合练习并不容易。如果你在练习过程中遇到问题，可以找根尺子来帮忙。最好不要选光面的尺子或者木条，因为光面会产生反射，影响融合后的影像。就像基础练习中那样举着尺

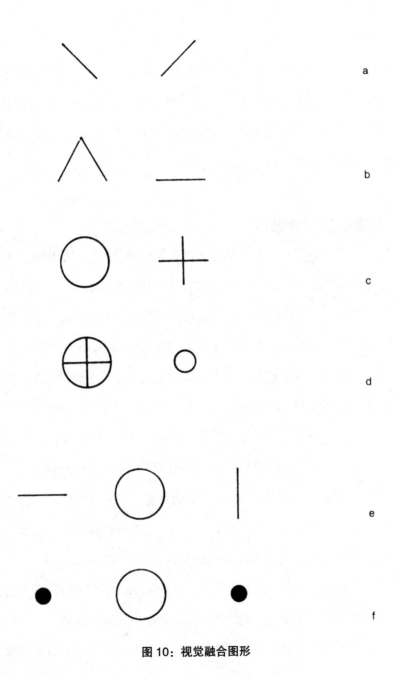

a

b

c

d

e

f

图 10：视觉融合图形

子，只不过要把尺子远端放在书页上两个图像的正中间。这样你就能更容易看到图像的融合了。

图 10 的融合图像只是笔者给出的建议：不管你会不会画画，能自己画会更有意思。任何两个图像都可以融合，只要它们的中心距离不超过 5 厘米。试着在一侧画下脸的轮廓，另一端画下五官，然后让它们融合；树上的猴子，跳板上的跳水选手，人和帽子，等等。或者让两个实物相融合——纽扣、硬币以及火柴等。你所选择的物体种类越多，就越能更好地改善视力。

CHAPTER
FIVE
5

在运动中改善视力（Ⅰ）

　　本章介绍的方法除了可以提高眼睛外部肌肉功能的其他三个方面（追踪、搜索以及探查），还能阻碍眼睛"努力去看"的不好习惯。前面已经提到过，用眼过度时，眼睛与身体通常会在一定程度上保持不动。眨眼睛的频率降低，呼吸也变浅，甚至很可能暂时停止。头部、脖子以及肩膀，甚至身体其他部位的肌肉也会变得异常紧张。眼睛一直会目不转睛地盯着目标看，而且会越来越专注。与此同时，注意力也会高度集中，从而使眼睛更加目不转睛，结果会降低视力与感知的结果。

眨眼与呼吸

如果你意识到自己使劲地盯着物体看（几乎所有人都容易犯这个毛病），首先要做的是眨眼睛。经常地、轻松地眨眼是培养好视力的必要条件。由于巩膜暴露在空气中，眼睑上下运动有助于润滑巩膜；泪腺能让眼角膜保持干净；眼睑每次运动时有几毫秒的时间可以挡住光线，让视网膜得到休息。另外，眼睑可以保护眼睛不受伤害，因为它能对危险做出迅速的反射反应。

人的情感与眼睛的物理工作状态之间存在直接而紧密的联系，人们已经发现眨眼的频率会随着人们的心理状态而变化。行为科学家把眨眼频率作为衡量注意力的一种标准。

试着快速、轻微的眨眼六下，再轻轻闭上眼睛，并重复四次。每天进行两次甚至更多次的练习有助于锻炼眼睑的肌肉张力，从而养成良好的眨眼习惯，尤其在实践了一段时间的手掌按摩之后，做这个练习效果更好。两次眨眼动作之间最好不要太久。粗略统计，每10秒钟完成两到四次眨眼动作比较合适。

每天只要想起来，就花几分钟时间进行练习。如果你感觉自己眨眼的次数太少，就请提高眨眼频率，并尽可能在一段时间内保持这个频率。

同样的道理，你也要学会去关注自己的呼吸习惯。只要你意识到自己在屏住呼吸，不管是想看清楚事物还是想集中注意力，请告诉自己恢复正常呼吸。不要试图去干扰你的呼吸机制，只需给自己几秒钟的时间来恢复正常的呼吸，同时告诉自己，没必要为了观察某个事物而抑制自己的呼吸。

眼睛移位运动

视网膜中央凹是眼睛黄斑的中心区域，那里的视锥细胞分布最为紧密，分辨率也最高。在中央凹的中央更小的区域，是小凹，在这里分辨率达到了极限。要想正确使用中央凹，需要眼睛外部肌肉探测功能的精确控制。如果探测功能下降，那么小凹的功能区域就会变小，从而导致其无法观察细节。如果探测功能持续恶化，那么中央凹与黄斑周围区域的功能区别也会消失。

由于中央凹非常小，因此只能清楚看到很小的区域。这个区域越小，视力就越精确。当我们清晰地看到小区域内的物体，但在其他大范围内却看得不清楚的时候，视力竟然是最完美的。这一点或许有些奇怪，不过这就是事实。为了让大脑对视野中某个具体物体产生详细认知，中央凹视点必须快速来回探查该物体，在这个物体的某个部位停留时间不超过几秒钟。

要想知道你的探查动作是否得当也很容易。举个例子，你看一下本页开头的文字。如果你盯着最前面的文字看，那么就无法清楚看到后边的文字，最下边的文字就看得更不清楚了。如果你发现自己在阅读时能看清楚视觉范围内的所有文字，甚至它周围的其他文字，而且清晰度等同，说明你的探查能力很差：问题出在你同时能清楚看到这段文字的每一个字，这样的比例是错误的。

探查功能是眼睛外部肌肉的无意识行为，属于自觉行为。我们通过有意识的模仿，可以激励、改善这个行为，这个过程被称为"移位"。

在进行移位练习时，你可以将三张视力训练表当中任意一张（表A，表B，表C）放在你能看清楚的地方。首先看大字母C，然后将注意力转移到视力训练表最后一行。这时你应该发现这个字母C已经不像你刚才直盯着它看时那么清楚了。再将目光转到C上，然后再去看倒数第二行。同样，你会发现C也不如刚才看得清楚。以这种方式沿着视力训练表从下往上走，越往上越好。直到你看第二行时发现C仍然不如之前清楚，就可以进行下一个练习了。

首先在第二行的字母E和L之间来回移动。不要去想哪个字母看起来更清楚，而是去看哪个字母看起来更模糊一些。这种倒退法可以帮助你避免用眼过度而破坏视力。接下来请看下一行字母。分别在O和F、F和S之间来回移动。每行都重复这一动作，在每对字母之间进行视力移位。记住一定要保持你的呼吸正常。时不时地让眼睛休息一下，期间可以做手掌按摩练习。进行手掌按摩练习时，试着在想象中将你记住的每对字母之间进行精神上的转换。

下一步是在处于对角的两个字母之间进行移位。可以从E开始或者从 L、H、F 和 V 开始也可以。等你能做到在最后一行对角字母之间来回移位时，试着在字母 E 的中间点和字母 E 的上面一条横杠，或者字母 E 中间点和下面一条横杠，及字母 U 的两个点之间进行移位。

在以后的练习中，尽可能将你的移位目标变小，并加快速度。如果目标太大或速度太慢，就会给眼睛造成压力，引起视觉疲劳。另一方面，也不要着急，请根据个人的实际情况逐步进行。告诉自己，你不需要实现什么目标，也不需要战胜什么对手。你的进步是你自己的，与他人无关。在这个练习乃至贝茨法的所有练习中，如果太争强好胜，太过努力，到头来只会弄巧成拙。

摇摆现象

在移位过程中，集中点——两条视轴线的交叉点——一直在不停地从被观察物体的一个点跳跃到另一个点。注意力点位于视野中心，因为它与视网膜中央凹感知区域相吻合。当注意力点转移时，整个视野也会随之移动，因此我们所看到的物体也会随之移动。

如果你现在朝着本页书左边看，就会发现书好像在向右移动。如果你盯着远处墙上一张图画从左往右看，就会发现那张画好像以相反的方向来回移动。书和图画的表面上的移动称为"摇摆"。当然，这种摇摆现象完全是一种错觉，只是视觉上的相对移动。

　　摇摆现象是中央凹视觉的自然伴随物。视力好的时候，这种摇摆现象是自由流畅的，而且是作为正常感知的一部分，几乎察觉不到。如果盯着一个小物体看，比如页面上的句号，那么句号就会随着眼睛的探查动作进行微小的摆动。摆动速度越快，范围越小，说明视力越好；如果中央凹视力下降，这种摇摆现象也会随之减弱。

　　不管视力多差，只要不过度"去看"，就有可能出现摇摆现象。我们只要将头部旋转 90 度甚至更多，就会发现眼前的事物好像在以相反的方向移动。练习摆动头部，然后再练习眼睛的摆动动作，以此产生微小的摇摆现象。

　　向前伸出一只手，掌心向下，保持在你能清楚看到的地方。快速看一眼大拇指边缘，然后再快速看一眼小指边缘。如果你的手产生摇摆现象，把大拇指收拢，然后快速看一下小指边缘，随后快速看食指边缘。重复这一动作，慢慢减少手指数量，一直到你能让小指自己做摇摆运动。接下来，让你的铅笔、吸管、缝衣针或者大头针都开始做摇摆运动。

　　也可以试试让视力训练表上的字母做摇摆运动，从最大的字母开始，然后是小字母。每一个字母都可以进行左右摇摆，上下摇摆，或者对角摇摆；也可以从字母上方的某个点朝着反方向的对应点摇摆，一直到字母本身的两个点之间产生摇摆现象，同时还能感觉到这种摇摆现象的发生。

让眼睛休息时，可以做手掌按摩练习，同时想象你刚才一直在看的字母，然后让它在你脑海中继续摇摆。等你再睁开眼睛时，或许会发现真实字母的摇摆现象更加自然。

长旋转练习

贝茨法中还有另外一种摇摆运动，称之为"长旋转练习"，这种摇摆运动和之前的不同。它很简单，主要是左右转动。站立时双脚分开 30 厘米，双臂自由下垂，然后抬起右脚跟，向左转。当左脚转累了之后，抬起左脚跟，然后让右脚跟着地，向右转。重复这个练习，直到完成 20 组旋转动作。转动时你的腰部和臀部要一起移动。放松胳膊，旋转时让胳膊微微抬起。动作不要太快，努力让旋转运动保持流畅、平稳、有节奏感。

保持眼睛睁着，不要去关注周围的任何事物。近处物体的移动速度似乎比远处物体的移动速度快，有时候还会模糊不清。不要试着去捕捉或者盯着周围的物体看；只需要观察那些朝着相反方向移动的物体。

长旋转非常有助于改正盯着某个东西看的习惯。它还有助于让上身放松。贝茨博士认为，睡觉前和起床时分别进行 50 组长旋转练习有助于避免或者减轻视觉疲劳。

进行长旋转练习的时候，如果你发现自己有头晕的现象，开始少做几组，以后每天增加一到两组。坚持下去，眩晕感最终会消失，那时你想做多少组长旋转练习都没问题。

第五章　在运动中改善视力（Ⅰ）

　　等你完全掌握了长旋转运动时，请逐步缩小移动幅度，将每只脚的移动距离控制在 30 厘米以内。请站在带有垂直玻璃格条的窗前，在窗外找个垂直的物体（灯柱、树或者大楼侧面）。当你旋转时，你会发现玻璃格条和灯柱或者你找到的任何垂直物体似乎在朝着相反方向移动。重复旋转几次，然后闭上眼睛旋转，并在旋转中想象那些垂直物体的运动，然后睁开眼睛，将想象中的运动与实际的相比较。然后再闭上眼睛，重复该动作。（如果你找不到带垂直玻璃格条的窗户，可以在窗框或者天花板上垂挂一些细线。）

　　在旋转练习中，要记住不要盯着某个物体看。要让你的运动自然、流畅，以及你所看到的影像也自然、流畅。当你的头部或者眼睛在移动时，你会意识到自己与视野当中物体的正常关系发生了微妙变化。虽然你不需要盯着某个物体看，但是会发现它依然存在。

　　在日常生活中也要保持这样的意识。你在室内、街边或者森林里运动，或者骑自行车，坐公共汽车、火车时，努力去保持视野内事物的平稳运动，以及在看远近物体时都保持同样的速度。看看什么样的速度能给你很好的视觉层次感与逼真的形象感。我们的视觉系统处在三维的永恒运动与变化当中。认识到这一点，也就意味着我们朝着良好视力所依赖的注意力的灵活性的修复迈出了重要一步。

CHAPTER
SIX

6

在运动中改善视力（Ⅱ）

通过有意识的移位练习来改善中央凹视力，在最初的时候可能会比较难。你可能会发现暂时推迟有意识的移位练习而去采用本章介绍的方法效果会更好。本章介绍的方法不但可以展示中央凹视力，而且还可以改善它。当你通过这些间接方法改善中央凹视力后，就可以将之与直接的移位和旋转练习相结合，从而进一步提高视力。

下面介绍的方法是让眼睛与思维协同发挥作用，无论是在视野范围内搜寻影像或者追踪移动的物体。这里只提供一些建议。你也会想到其他更多方法。

第一种方法是基于电视问世之前，在下雨的午后逗小孩子玩的一种消遣方式。

多米诺骨牌

多米诺骨牌是锻炼中央凹视力的理想物体。黑色背景与白色或者彩色圆点之间对比分明。同时，要想清楚看到手中的每一张多米诺骨牌，你必须快速移动视线。如果你喜欢玩的话，各种形式的多米诺骨牌游戏可以提供有趣的练习；即使你不喜欢玩，多米诺骨牌游戏都是有效改善视力的助手。

找一些多米诺骨牌，将它们按照行和列随机排列，如图11（第86页）所示。你可以将多米诺骨牌塞进带盖的浅盒子里，也可以将它们粘在（使用双面胶比较方便）一块结实而且最好是红色的硬纸板上。

将多米诺骨牌放在你视线的"模糊地带"，也就是你看不清楚的地方。进行30秒的手掌按摩练习，然后逐行观察多米诺骨牌的一半区域，从左上角开始，然后向右逐个看过去，接着转到下一行，再从右向左看，之后转到下一行，以此类推。这样一来，图11当中的多米诺骨牌的数字顺序应该是4-6-1-5-6-2-6-5-0-3-5-1-0-3-2-1-4-2-5等等。辨认每个数字，然后迅速转到下一个数字。不要担心出错。你所要做的是认真数多米诺骨牌上的圆点，然后迅速转移到下一组。在每行的最后闭上眼睛休息一

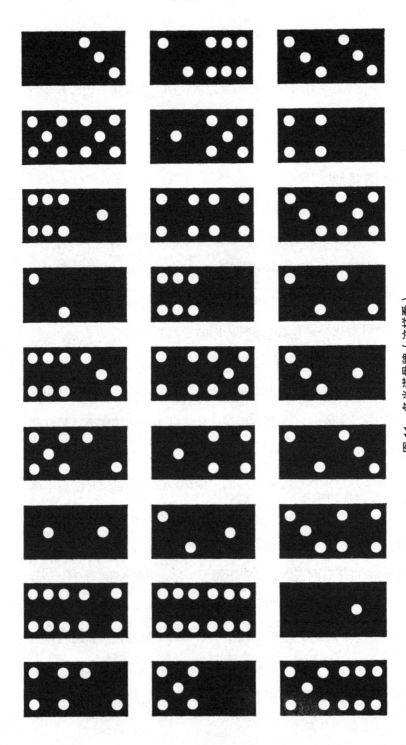

图 11：多米诺骨牌（这样看）

会儿。继续练习，不过这次要说出每列多米诺骨牌上的数字，而不是每行。变换练习时，可以按多米诺骨牌顺序说出数字，或者按照圆点数从高到低或从低到高找出来，或者用某个多米诺骨牌上面的圆点数减去相邻多米诺骨牌的圆点数，然后去找哪个多米诺骨牌上面的圆点数目正好是相减后的结果——可以运用任何算术方式，让练习变得更有趣。

　　在接下来的练习中，将多米诺骨牌稍微移到离你眼睛更远的地方，但是要记住不能为了数圆点而用眼过度。如果你手边没有多米诺骨牌，可以用图 11 来代替。

　　像这样做多米诺骨牌练习对治疗散光眼也很有效，反复做下面的练习对眼睛十分有益。

　　将多米诺骨牌放在距离你脸部 7 到 10 厘米的地方，然后迅速在眼前把多米诺骨牌从左到右或者从前到后移动 10 到 20 次。多米诺骨牌每次从你眼前经过时，其圆点就会呈现不同的排列组合。当多米诺骨牌向左移动时，稍微将你的头向右移动一点，反之亦然。然后，将硬纸板或者盒盖颠倒过来，改为让多米诺骨牌从上到下从你眼前经过，同样做 10 到 20 组这样的练习，并观察每次练习时新出现的不同的排列组合。实际上这种方法和长旋转比较相似，我们做长旋转的时候都要避免不去盯着具体的物体看。看多米诺骨牌也一样，只要能看到模糊的圆点在多米诺骨牌的黑色背景下不断移动就可以了。

骰子和其他游戏

和多米诺骨牌一样，骰子也需要人在大脑进行计算的同时眼睛来回扫视牌面。骰子有助于提高眼睛的灵活性。另外，由于骰子很小，可以装在钱包或者口袋里，随时使用。

用手掷骰子，而不要装在一个罐子里。等骰子停下来后，迅速看一眼上面的数字，然后闭上眼睛，想象骰子的样子以及它们落地的方式，然后说出每个骰子各个面的数字。睁开眼睛去看一下，将你的想象与实际的数值相比较。这里要说明的是，准确度不重要，关键是能让眼睛和大脑协同运作。重复这个练习几次。

先从两个骰子开始，然后慢慢增加到四个甚至五个。小骰子比大骰子更合适。等你能正确想象所有骰子上面的数字时，试着去想象骰子其他面的数字，先是骰子的左右面，然后是两面，进而是多个骰子。掷骰子时，尽量不要让它们太过分散。

任何游戏，只要用到骰子，无论是蛇爬梯子（一种棋盘游戏）还是双陆棋，都能够很好地帮助眼睛进行移位练习。其他游戏，比如象棋、跳棋、桌球以及最佳的填字游戏也能很好地让眼睛进行移位训练。在这类游戏中，我们必须不停地在棋牌上寻找新的组合。某些高速电脑游戏，是在电脑显示器上观看而不是家庭电视上观看，以及有液晶显示屏的袖珍电子游戏机，它们都可以调动你的视力。这种游戏机能发出哔哔声，还可以调动你的听力。

　　玩扑克不但能娱乐，而且还可以进行眼睛的移位练习。其中
snap（"捉对儿"，一种简单的扑克牌游戏）游戏速度最快，桥
牌和扑克则速度最慢。其中符合我们目的的最好的纸牌游戏是单
人纸牌游戏，尤其当它们按照不同的类别摆成七列时更好。想办
法找一副微型扑克，微型扑克比普通扑克要好，尤其是如果你
能在视力范围之内看清牌面的时候。

　　各种球类运动也能很好地提高眼睛的运动灵活性，不管你是
亲自去玩还是观看比赛。球越小，运动速度以及改变方向的速度
越快，效果越好。事实上，只要是投掷运动，如毽子、飞盘，或
者回飞棒，效果都是一样的。双球杂耍游戏也很有效果。用左手
抛出一只球，然后用右手接住。等球在半空中时，用右手把另一
只球扔给左手。让两只球在想象的盒子里移动，同时保证眼睛一
直追随着左手抛出的球的运动轨迹。在户外进行这种杂耍游戏，
并慢慢走到明亮的天空下，可以帮助你治愈畏光症。

随机数字

　　随机数字表（见附录 B）包含了从 1 到 99 的所有数字，这些
数字在表中至少出现一次。通过在表中寻找数字组合或序列数字，
有助于注意力的迅速移位。

　　将数字表放在正常的视力范围之内（如果你有远视或老花眼
的话，尽可能让表离你近一些），从当中找出 1 到 50 的所有数字。

第一次练习做到这一点就足够了。在接下来的日子里，再找一些其他序列的数字：从 50 到 99，或者从 99 到 30，或者你选择的其他序列数字。你熟悉数字表之后，就会记住某些数字的具体位置，这样会降低锻炼的效果，因此你可以在交替练习中按列或按行找数字，并逐渐增加寻找的数字的范围，直到你从 1 找到 99，然后再从 99 返回到 1。也可以采取其他方式找数字。随机找一对数字——比如 93 和 04。从第一个数字 93 中选择第一位数，从第二个数字 04 中选择第二位数，然后组成新数字 94，并在数字表中找到这个新的数字。之后，再以同样的方式将 94 和相邻数字配对，然后再继续找下一个新数字。当然，也可以去找其他各种数字组合，包括加减乘除，人们的生日或者电话号码等。

数字板

将数字板（视力训练表 D）固定在某个位置，保证最大号数字能看得清楚，中号数字稍微难辨认一些，最小号数字有点模糊。让自己放松，进行 1 分钟左右的手掌按摩练习。然后睁开眼睛，看一眼最大号的数字 1。记住它的特征，闭上眼睛，正常自由呼吸，然后把头转向右，让下巴与肩膀在同一水平线上。睁开眼睛，忘掉数字 1。接着看最大号的数字 2，闭上眼睛，向左转头。按照这个节奏慢慢地重复这个过程，直到你感觉累了，或者完成了 1 到 20 所有数字的练习。现在把目光放在每行数字下面的空白部分，不要去看那些数字。这样，等你准备看指定的数字时，你就会产生轻微的眼睛上移运动。

在接下来的练习中，重复这一过程。不过，当你看一眼每个最大号数字后，迅速向左看，并找到相应的中号数字。然后闭上眼睛，想象中号数字的特征，同时尽量对大号数字产生详细的知觉感受。

再重复一遍上述练习。不过，这次你需要在不经意间迅速找到所对应的最小号数字。你会记住它在方格中的位置，但是不需要去观察它的细节特征。闭上眼睛感知一下你所看到的影像，同时尽量对大号数字产生明确的知觉感受。

阅读

眼睛在辨认某个字时，需要至少产生一次的移位。阅读时，我们需要辨认的是文字的形状，而不是组成它们的部分。然而，要想看完一句话，眼睛必须完成大量的移位动作——很可能多达几十次。看完一章内容需要好几千次移位动作。也正是由于这个原因，阅读非常有助于提高眼睛的灵活性能。

阅读内容最好是有趣的，如果有可能，其字号应该小一些，因为眼睛的每次移位间距也会比较小。小孩读物通常使用超大号字体，但其实它对儿童一点好处都没有。由于字体非常大，小孩的眼睛必须进行较大间距的移位才能记住字母和文字的形状，从而延误甚至妨碍他们收获良好的视力。

为了实现我们的目标，字体越小越好，前提是行间距足够大。相比字体大但行间距小而言，字体小但行间距大更容易阅读，且会看得更清楚。

将你的视线放在每行文字的下方，因为这样可以防止你只关注句子的某个部分。一开始你可能会觉得别扭，但是坚持下去你就会发现阅读越来越轻松。

对于那些很难将视线聚焦在间距中的人来说，把句子分开会很有帮助。这样，就可以确保每次只看一句话。找一张大约 15 厘米的方形硬纸（最好是黑色的，因为它可以提高对比度），用锋利的刀片和直尺在纸张中央切割出一个 10 厘米宽 0.5 厘米高的沟槽。沟槽的尺度是小说或其他类似图书的一般尺度，如果有其他特殊的材料，你需要准备相应的纸张，或者自己独创出一个特殊的合适尺寸。如果不行的话，找一个 12 厘米宽的纸条或者薄卡片，放在每行字下方，边读边将纸条往下移。

像这样将每行文字分开可以避免邻近行文字干扰你的注意力。在有些情况下你需要去进行下一个阶段的练习：做一个同样高度的沟槽，让其宽度不超过 2.5 厘米，这样每次就只能看一到两个字。让这个沟槽随着你的阅读进行移动。

一般来说，所有的阅读与近距离工作都应该在明亮的光线下进行。因为强光不仅能提高印刷字体与空白纸张之间的对比度，而且也能促使中央凹视力缩小焦距。在明亮的灯光下使用沟槽，你会发现原先不太容易看清的印刷字体变得清晰可见了。

在阅读的过程中要停下来休息一会儿，用手掌按摩眼睛、往远处看以及出去晒晒太阳，这样可有效减少或防止阅读过程中出现由阅读引发的眼疲劳和头疼。

边缘性练习

这个方法是恢复并协调外部肌肉各项功能良好运作的最有效的方法之一。你可以随时随地做这个练习。你只需要在视野中找到一个明确的、外形容易辨认的物体，如门框、桌子上的书、电话线或者起伏的山坡等。

用你的眼睛描绘这个物体的边缘。假如是画框，你可以从左上角开始，让目光顺时针方向沿着边角移动，直到回到原点。或者你也可以以同一个方向沿着画框边缘移动几次，然后再以另一个方向移动几次。最好选择处于你视线模糊区域内的物体，不过也不要忽略近处的物体。

如果你实践了尺子视觉融合游戏中的"隧道"，边缘性练习还可以加强这个方法的效果。

观察法

或许最好的让中央凹视力正常运作的方法是养成观察的好习

惯，因为这个方法是最自然的。许多人似乎在浑浑噩噩地过日子，从来没有认真去观察所看到的事物。当然，想要一直都保持注意力高度集中的状态是不可能的，不过这至少为我们提出了一个努力奋斗的目标。

训练有素的观察者在观察过程中会不停地自我解答潜意识中出现的问题。假如观察者是一位警察，那么他很可能需要找出一些将来在法庭上需要的证据；假如是科学家，那么他就需要核实那些备受争论的观点。不管怎样，这些问题都有一些基本点：数量是多少？型号多大？什么形状、颜色？有哪些特征？有哪些相似点和不同点？

训练你自己去回答这些问题，一开始让自己有意识地去这样做。不管什么时候，你都可以从"有多少数量"开始。如"公共汽车站有多少人？那所房子里有多少扇窗户？每扇窗户上有多少窗格？"如果数量比较大，你只需要给自己一个大概的数。你所要做的目的只有一个，就是让眼睛与大脑好好配合。

之后，等你熟悉了如何观察每一个问题后，先将两种问题相结合，然后是三种，直到你能同时想起这些所有的特性，养成仔细观察事物的习惯。比如，如果你看到一瓶花，那么就会想进一步了解它。你至少想了解这瓶里有多少枝花，什么颜色，这些花有什么特殊之处，花瓶是什么样子的，是普通花瓶还是有装饰物的花瓶，你以前见过这样的花瓶吗……

　　这听起来似乎是一件很难的工作，但事实上你观察一瓶花也就几分钟的时间而已，而且是一件很自然的事情。毕竟，这是人类使用眼睛的一个方法。原始社会的人要想生存，就需要对细节及变化时刻保持敏锐的观察。即使是一点点线索，比如爪印、折断的树枝，都可能意味着有危险。在现代的文明社会下，生活的舒适使我们丧失了这种警惕性，同时也让我们的感官意识钝化了，最糟糕的是，我们失去了观察周围环境的意识。

　　就像贝茨法的其他方法一样，如果加上想象力的作用，分析性观察的效果就会更好。你可以试试刚才提到的方法，首先，仔细观察你能看清的某个物体或几个物体，闭上眼睛，并认真回忆刚才你所看到的景物的特性。等你再也想不起其他细节时，睁开眼睛，将想象与原物做比较，然后再闭上眼睛，重复几次这个练习。

　　你的每一次重复练习都会比上一次获取更多信息，从而慢慢增加你对所观察事物的记忆力。最后你所能回想起的影像可能会跟原物一样形象逼真，而且更加细节化。

　　这个练习能让日常观察变得更加有趣，同时也能逐渐提高视觉记忆能力，并最终让我们掌握迅速有效的感知能力。

眼睛的适应性调节功能

不管眼睛的适应性调节功能的运作机制是怎样的，毫无疑问这种机制是建立在肌肉运动之类的基础上。经常锻炼身体各个部位的肌肉体系有益于身体机能良好的运行，并维持正常的肌肉功能。我们完全有理由相信眼部的肌肉体系也遵循这样的原则。

我们再回过头来了解一下人类的生活方式的变迁。在人类的进化时期，他们用灌木和兽皮建立自己的庇护所，或者住在那种非常简陋但却很安全的天然庇护所——山洞里。由于当时的人工照明非常原始，可以说几乎毫无用处，因此人类主要在这些庇护所里睡觉，或者躲避恶劣天气。其他时候，他们就在户外活动，打猎、捕鱼、寻找可以食用的东西、制作或修补衣服或工具，或者围坐在篝火前什么也不做。他们之所以在户外生活是因为当时室内什么也没有。

我想强调的是，远古人的眼睛所处的环境与现代的大不相同。如今，人们普遍都使用电灯照明，而且都生活在楼房里。这就剥夺了我们眼睛远距离观看的能力，眼睛的适应性调节功能的调节范围也严重受限。我们可以发现，长时间在户外工作的人，比如农民，很少戴眼镜。

一旦肌肉不经常锻炼和使用，就会开始萎缩。眼睛的适应性调节机制也一样。距离的缺失，即缺乏远距离观看，同时再加上情感干扰，是导致眼睛发生病变的一大因素。如果能消除其他引起视力问题的原因，同时不戴眼镜，且眼睛能重获远距离观看的条件，那么它的聚焦能力就会慢慢恢复。

从实际意义上讲，你应该每天到户外去活动一次。你在户外时，让眼睛从远到近不停地来回观看。不管你是远视还是近视，这个方法对你都有好处，尤其对近视的人来说效果更好。最好选择阳光明媚的时候，因为这时候瞳孔会收缩，眼睛的焦距缩短，同时视力屈光不正问题也会降到最低程度，这时候眼睛更容易建立起良好的适应性调节习惯。要想拥有良好的视力，散步是个好办法，因为散步的时候你有时间去欣赏自然美景并可在脑海中展现这些景象。如果你坐火车或汽车旅行，不要错失远距离观看的良机，虽然透过窗户向外看不及在户外观看那么令人愉快。

你可以通过观看驶近或远去的车辆来促进眼睛聚焦能力的恢复，可以把汽车牌照或者货车以及卡车上的字当作便捷的"视力训练表"，也可以将汽车旅行变成为锻炼眼睛适应性调节功能的机会。更理想的情况是站在桥上观看高速公路上的汽车；如果你是远视，那么就仔细观察驶近或者驶离你的车辆；如果你近视，可以盯着远去的车辆看。一次只看一辆车，同时用手掌按摩眼睛，并进行视觉记忆练习——在你的记忆中描绘看到的景象。如果眼睛的聚焦能力无法跟上注意力，那也没关系。眼睛适应性调节功能有障碍的一个原因是我们潜意识里不愿意去观察远处或近处的事物。只要你刻意去克服这种不情愿，就可以提高眼睛的适应性调节功能。

在室内时，你也要记得不断地改变注意力。看书的时候，每隔一会儿就抬起头看看别的事物，比如看完一个长自然段或者看完每一页时，抬起头去看看远处的事物。看电视时开灯，同时要不时地将目光从屏幕上移开，去看看近处或远处的其他事物。

你需要建立起一个良好的习惯，在独自一人时仔细观察小物体。比如用你的裸眼仔细观察小昆虫，或者树叶、花朵、一小块树皮、蕨类植物、羽毛或者鹅卵石等等。事实上，大自然当中的任何事物都行。也可以去观察一些事物的外观与纹理，比如前门钥匙、钢笔尖或者手表等。两只眼睛同时并用，并时不时地测量并记录你能聚焦时距离这些小物体的最小距离。

在贝茨法中，除了在日常生活中练习眼睛的适应性调节功能之外，还有其他的练习方法，每种方法都有助于改善眼睛的适应性调节机制。

缩放

这个方法或许是最简单的锻炼眼睛适应性调节机制的方法。剪一块长 8 厘米、宽 2 厘米的纸条，然后在纸条中央写个十字。将纸条缠在你左手中指上，当掌心向上时，十字正好朝向你。然后用无名指和食指夹住纸条。

用右手遮住右眼，左眼观察十字，同时让它慢慢移近，直到你的视近点变成一个模糊的点，然后再让它慢慢远离你。直到伸直胳膊为止，然后再迅速让它回到眼前。连续进行 5 次练习，而且要不断加速，这样你的手的移动速度会非常快。

再用右手和右眼重复这个方法，然后继续用右手举着纸条，改为让两眼盯着十字看。中间不时地停下来向远处看，然后重复这个过程，一开始重复 5 次。以上练习各做 6 组。缩放练习一开始会比较明显，但不要一下子做好多次。如果你感觉累了或者没兴趣了，就马上停止练习。假如你身边没有合适的纸，可以稍微合上手掌，这样你掌心的某条折痕会变得很清晰，你可以用它代替纸条。

使用视力训练表

视力训练表 A 是基本视力训练表，视力训练表 B 和视力训练表 C 分别是视力训练表 A 的四分之一和八分之一。根据你的视力屈光不正程度以及视力情况，当视力训练表距离你比较远的时候，你应该能看清至少两个比较大的字母，当视力训练表离你较近的时候，你应该可以看清比较小的字母。"距离较远"是指 3 米以外，但不能超过 6 米。如果你的近视很严重，或者视力很糟糕，那么"距离较远"是指你能看清视力训练表 A 前三行字母的最大距离。对于有些人而言，这个距离可能是 2 米。随着贝茨法的不断应用，你应该逐渐增加这个距离，一直到在 3 米的距离能看清视力训练表 A 前两行甚至更多的字母。

将视力训练表 A 固定在齐眼高的墙上。你也可以把视力训练表 A 粘贴在一张硬纸板或结实的卡片上，利用一条线像挂画那样把它挂起来，不用时可以随时取下来。要确保视力训练表 A 位于光线较好的地方。强烈的日光最好。配镜师的视力测试表光源强度的标准规范为：分别在距离视力测试表约 35 厘米的上方以及与视力测试表成 15 度角的地方放置一盏 60 瓦的灯泡，或者在距离视力测试表 1.5 米处放置一个 100 瓦的银镜反射聚光灯（在日照法中提到过）。这种照明水准在测试视力中足够了，不过在视力修复的过程中光线越强越好。如果将 100 瓦的聚光灯放置于距离视力训练表 50 厘米以内甚至更近的地方，眼睛瞳孔就会收缩，视距就会得到改善。这种照明强度适合应用于视力训练表、数字板、多米诺骨牌以及其他工具。

接下来，坐在一张桌子上或者舒适的椅子里，手边拿一张小的视力训练表，这样你就可以不时地看一眼。如果你能看清视力训练表 C，那么就选用它；不然就选视力训练表 B。不管怎样，小表的视尺寸（远距离视力训练表 A 中的字母看起来跟近距离小表中的字母差不多大小）应该和视力训练表 A 差不多，小表也需要强光照射。两张表最好处在相同高度，虽然距离你眼睛远近不同，但也会让人产生相似的感觉。

做一小会儿手掌按摩练习，然后看视力训练表。从大号字母 C 开始，然后轮流看其他字母，先看视力训练表 A 的字母，然后再对照着看小表的字母。注意这两个字母除了距离不同之外其他都一样。表中的字母静静地等待着你去发现。它们都是打印字体。你会感觉其中一张表上的字母是灰色的，另一张上的是黑色的。之所以有这种感觉，与字母本身毫无关系，完全是你意识中的幻觉所致。事实上，灰色字母与黑色字母完全相同。你在盯着它们看时，提醒自己这个事实，不要去考虑你实际看到的颜色，要想象它们是一样的就可以了。然后使用我们在数字板中介绍的想象方法，将两个表的字母对比想象。

尽可能多地去看（眼睛没有疲劳的情况下），然后闭上眼睛做手掌按摩练习，然后重复整个过程。如果你能在读写距离看清视力训练表 C 的部分或全部字母，那么可以偶尔变换练习步骤，将三张表全部放在一起，然后按照上升或下降的顺序依次对比三个表中的字母。

不论你是单独使用一张视力训练表还是几张放在一起对比使用，它们还有别的使用方式。表上的字母可以当作想象、移位以及摇摆运动最好的辅助对象。可以以单个字母为对象，从上到下或者从左到右进行视力移位练习，首先选择容易辨认的视力训练表，然后再选择难一些的。也可以在同一张表上不同大小的相同字母之间进行移位练习，然后在另一张表上的相应字母之间做同样的练习。将你的眼睛进行轻松自在、由远及近的转换。要时刻记住好视力不是靠努力或疲劳工作得来的。

作为视力训练表的补充，我们在附录 B 中增加了散光指标图。如果你的眼睛有散光问题，根据散光的性质，表中至少有一条线你看起来要比其他线显得更模糊。

视力训练表和散光指标图可以有效强化从大脑到眼睛的信息反馈。这种信息反馈是恢复眼睛聚焦能力的关键。视力训练表上的字母和其他普通物体不一样，它可以准确衡量眼睛是否正常工作。每隔一段时间用手掌按摩眼睛，努力观察视力训练表上出现在视野里的很细微的变化。一开始，这些变化非常微小，你或许会把它们忽略掉，但是当你在脑海中想象的时候，你也许又会想起这些细节。之后，这些细节就会变得越来越明显，而你也会惊奇地发现自己的视力每时每刻都在改善着。

8

大脑和视力

迄今为止，我们已经多次强调视力是眼睛和思维共同作用的结果。这个观点是传统的眼科医师与贝茨博士所采用方法的根本区别。眼科医师似乎更愿意承认眼睛独立于大脑，就好像它们只不过是光学仪器，如果性能出了问题，可以借助透镜辅助恢复。

贝茨博士认为这种观点是错误的。他认为眼睛与大脑之间的关系就像大脑本身一样微妙和复杂。我们已经知道贝茨法是如何通过视觉来帮助联想与记忆的，以及我们如何通过大脑来改善视力发挥作用的环境。接下来，我们将深入探讨视力和大脑之间的关系。

无意识的视觉

贝茨法训练的早期作用是让人们认识到自己视力水平的好坏。一个人在没戴眼镜的时候对外在行为的感觉更敏锐，当戴上眼镜的时候，这种感觉几乎没有了。这对于那种无意识的视觉现象更加真实。

无意识视觉现象指的是在有意识的思维被感觉到之前所完成的视觉过程。当你看某个物体时，来自视网膜的信息会处于高水平状态，然后才会进入视觉过程的意识部分。显然，就算视觉体系的其他部分正常运作，只有当大脑意识准备好接收输入的信息时人才会有感觉。

根据贝茨假设，当一个人出现情感困扰（包含看不到的潜意识中的渴望和愿望）时会导致视力缺陷。就视力屈光不正问题而言，这种愿望就好比某些患有精神疾病的人出现不愿意走路或说话一样。大脑会拒绝回应身体，从而导致走路或说话——或者聚焦——变得更为费力，甚至变得完全不可能。

大脑还会以另外一种方式阻碍视觉过程，即在无意识思维与有意识思维之间建立起某种障碍，这种障碍都会导致信号在到达情感器官之前受阻或变弱。

你可以把这种障碍想象成某种物质，它会根据大脑的潜意识中的愿望而不断发生变化。在视力完好的情况下，这种障碍物呈现流动的状态，信号可以自由通过。但是，如果视力变差，这种物质会变得越来越黏糊，从而减缓信号的传输，或者将其完全阻止。

因此，大脑是通过两种不同的方式阻断视觉过程的。第一种方式是干扰视力的运作机制；第二种则是改变无意识思维与有意识思维之间的障碍的连续性。

贝茨法的各种技巧更容易消除第一种阻碍方式。经过几周的贝茨法训练，人们会体验到视觉清晰的瞬间闪现，即视力完美或几近完美的短暂时刻。当眼睛与大脑同时工作而且不受情感或其他干扰视觉的阻碍，以及潜意识中不会出现不情愿去看事物的阻碍时，就会出现这种视力的瞬间闪现。一开始，视觉清晰的瞬间闪现所带来的兴奋与惊讶通常会有意识地影响大脑，坏习惯也马上再现，从而导致视觉的清晰瞬间马上消失了。这种视觉的清晰瞬间非常短暂，有时我们甚至不敢确定它真的出现了，虽然我们事后会感觉确实发生了什么。在瞬间清晰的视力闪现中，两种阻碍方式都会暂时消失。

由于第一种阻碍方式比第二种更容易克服，因此有时候视力虽然在改善，但是信号仍然无法通过障碍。这种时候就会出现无意识的视觉，即信息已经到达视觉体系中，但是却无法被感知。

举一个我亲身经历的例子。我记得自己有一次朝着停在远处路边的一辆汽车走去。当我走近汽车时，不知为何我感觉自己看清了车牌上的两个字母，尽管因为我近视，整个车牌看起来是模糊不清的。让我吃惊的是，我发现自己看对了那两个字母，甚至连第三个也几乎猜对了——因为我感觉它可能是 O，结果它是 D。我的眼睛在捕捉前两个字母的那一瞬间，视力肯定非常完美，但是等到看第三个字母时，就开始失去焦点。有关这三个字母的信息——前两个能正确认出，第三个只有模糊感觉——传输到了我大脑中，并转化为幻觉。

估计会有人说我之前很可能见过那辆车和它的牌照，并记住了上面的字母。这完全有可能。但是，类似的事情不止发生过一次，而是经常发生，不管是熟悉的地方还是不熟悉的地方，而且除了牌照之外还有各种字母与数字。

闪现

在上面那个例子中，我看到的要比我认为的多。在贝茨法练习中，人们很快就会意识到这种现象会频繁出现。我们在对某个事物进行猜测时，尤其是不关心这种猜测是否正确时，往往就能猜对。毕竟，猜测是感觉的本质：我们会根据可能性与过往经历选择最可能的解决方案。感觉事实上不过是一连串有根据的推测。

通过不断的猜测过程有助于消除无意识思维与有意识思维之间的障碍。迅速看一眼视力模糊区内的某个物体，比如多米诺骨牌，或者纸牌。闭上眼睛，然后不要在意你是否正确，猜猜骨牌点数或者是哪张牌。如果答案部分正确，说明你有所进步；如果答案完全错误，说明你的视力没有比以前更加恶化。

有必要指出的是，像这样进行猜测并没什么不对或不诚实的成分。事实上，反其道而行之——即不愿意信任自己，或只相信亲眼所见——是错误的，因为这与认知方式背道而驰。

贝茨法将快速浏览后猜测看到了什么的过程称为"闪现"。在日常生活中，只要有时间，你可以借助路标、汽车牌照以及广告牌来进行这样的练习。也可以在特殊的练习中使用。根据你更容易看清远处还是近处的物体，试着将多米诺骨牌或者纸牌举在一臂之远或者立在几米远处，进行"闪现"练习。如果你能找到人帮忙，可以请对方从一沓纸牌中随便抽出一张给你看，然后立刻替换。你也可以用拼字游戏牌、麻将牌、骰子、照片或者杂志上剪下的广告等进行类似的练习。

熟悉

如果感觉是由一连串有根据的猜测组成的，那么我们对熟悉的事物进行推论要比对新事物的推论更简单。这就是为什么经验丰富的自然学家能在乡下看到其他人所看不见的东西。他们会注意到树上的某种鸟，因为他们之前就见过很多次这种鸟，因此知道看哪儿，如何找寻。由于对某种东西已经很熟悉，其认知就会逐渐被削弱。同样，拥有专业知识的人也是一样，他们可以沉着冷静地从自己所处的环境中找寻事物。

　　能熟悉周围环境显然是一个优势。如果你养成了分析观察的习惯，那么这种熟悉感会自然而然地出现，而且，这种熟悉感对于研究那些很重要的和我们经常见到的事物以及其特征有很大的帮助。举个例子，我们应该详细观察家人与朋友的面孔，记住他们的一些特征；同样，我们也有必要记住生活与工作场所中房屋的结构以及内含的物件，熟悉经常使用的交通工具等等。

　　你很可能觉得自己对一些最重要而且经常看到的事物已经非常熟悉了。然而，人们发现，在视力有缺陷的情况下，人眼只能看到字母表中的部分字母，尤其是当它们位于较低的位置时，这种情况更明显。为了让阅读变得更加容易，可以做一个小练习，试着逐个观察每个字母的大小以及其字体，正着观察，也可以颠倒过来或侧着观察。除了记住字母本身的形状和角度，也要观察其所占区域以及其周围空白区域的形状与角度。注意一些字母是如何连写或者组成辅音和元音的，比如 ff, ffi 和 ae。通过比较大小写字母以及字母的不同字体——包括有无下划线、斜体、黑体、古代英语、阴影等等——试着想想是什么让每个字母变得如此独一无二。要想让字母可以识别，字体设计师需要保留怎样的基本模式呢？你也可以用数字、标点符号以及其他常见符号，比如%，@，*，& 等进行同样的练习。

　　因为熟悉的物体更容易看清楚，因此人们建议在使用视力训练表之前，尤其是在测试视力，或者你所处的位置看不清视力训练表上的某些字母时，应该首先熟悉每行字母，并记住它们的顺序。

等你对视力训练表的字母分布非常熟悉之后，可以在你的视力模糊区域内使用数字板进行练习。

更多视力技巧

以下技巧和前几章所描述的一样，都有助于强化记忆力、想象力以及视力之间的关系。

接下来要描述的这个方法源自于手掌按摩与移位方法。我们在看视力训练表上的某个字母时，想象字母的某个角上有个深黑色的小点，这个点越小越好，一开始你可能会把它想象成一个较大的点。在随后的练习中，逐渐缩小点的大小。接着，将之移到字母相反方向的另外一角，想象那个点在这里。随着目光的移动，产生摇摆的意识。睁眼重复几次这样的练习，然后用手掌按摩眼部，继续用心观想，同时注意保持摇摆的意识。再睁开眼睛，重复做几次。

事实上，我们是在借助想象力与记忆来模仿中央凹视力所能达到的效果。在视力较好的情况下，字母上的黑点往往比其他情况下表现的颜色更黑。

进一步做这个练习，在手掌按摩时，想象排成一行的三个黑点。把目光在两个点之间移动，将注意力集中在一个点上，你会发现另外两个点变得有点模糊。在这个练习中，那三个点连成的行似乎会向左或向右移动，即发生摇摆现象。想象那些点的颜色非常黑，是你在用细毛笔尖蘸着墨汁刷的。当这些点的颜色非常黑的时候，纸张显得相当白。过一会儿，把那张纸撕下扔掉。重新画三个新的点，这次要比上次画得更细，排列更紧凑。再次重复，尽情发挥你的想象力，让这些点更细更黑。

接下来，假设用一个细脚圆规，蘸着墨汁画一个小圆。然后用圆规在圆的上方以及两侧各画一个小点。在两个点之间来回移动目光，注意圆是如何摇摆的。等到另一天，想象在纸上并排记下冒号和分号，然后在这些冒号和分号之间来回看，同时注意图形是如何摇摆的，以及你没有注视的那些标记是如何变模糊的。

再想象你的鼻子被拉长，成了装满纯黑墨汁的画笔或钢笔。在纸上画一个正方形，然后在头脑中想象一个真实的正方形。你在想象中画的图形并不如实际情况下画得那么准确，因此在画每一条边时都在头脑中多润色几遍，直到满意为止。现在，撕下那张纸，重新画一个大圆。在大圆的中央再画一个小圆，就像一个车轮的中心。之后，再画一些从边缘向中心辐射的轮辐。再拿一张纸，如果愿意可以把画笔换成钢笔，或者钢笔换成画笔，再试着画难度更高的东西，或者签下你的名字、写一个短语。

这个用鼻子写东西的技巧听起来或许很可笑，但是实践证明该技巧能有效改正盯着东西看的习惯。举个例子，你在和别人通电话时，让眼睛做点什么；你在写字或涂鸦时，让眼睛跟着笔尖走。

在此需要指出的是，让眼睛盯着空白处的空间并无益处。大多数人在做白日梦时往往会这样做。眼睛是拿来用的，不是拿来做白日梦的。如果你暂时没什么可看，那就合上眼睑，让视觉系统休息一下。

观看的态度

需要强调的是，培养正确的观看态度是视力改善过程的重要部分。如果怀着消极、悲观的态度，就不可能有任何进步；不过，太过乐观也不是好事，因为这通常会导致失望。

将视觉与另外一种复杂的功能——平衡感进行比较，就可以说明其中的问题。假如将一根绳子铺在地毯上，那么谁都敢沿着它走。但是，如果把绳子悬在距离地面5米、10米甚至50米高处，那么只有专业人士才敢沿着绳子行走。为什么呢？答案很明显：普通人担心掉下来。普通人不相信自己有能力在绳子上走而不跌落，这种恐惧心理影响了他的平衡感，甚至成为他心中的一种确信。因此，他确实会摔下来。

当视力开始衰退时，也会出现类似现象。如果我们曾经在某些情况下难于准确聚集在某个特定物体上，自然会担心下次也无法做到。恐惧进一步转化为确信，而这个确信则会支配眼睛微妙的自我调节行为。结果便是恐惧和确信都进一步加强，以至于以后更难聚焦了。这样的恶性循环会导致眼睛将来再也不可能准确聚焦了。

在贝茨法的整个训练过程中，你要尽量保持自信，不要在意付出努力后是成功还是失败。任何时候，如果你看不清某个物体，而可能昨天或者刚才你还能看清，那也没关系。短期看不清不要紧。视力屈光不正问题可能是经过了很长的时间才形成的，而你也不太可能一夜之间就摆脱这种毛病。只要你坚信自己的视力是可以改变的，并可以通过贝茨法得到改善，那么你就建立起了正确的态度。

贝茨法的应用：
挑选最适合你的方式

现在，我们已经讨论完贝茨法的所有技巧。前面已经提到过，要想找到最适合自己的方法，你需要一个一个地去尝试。你可以从以下五大类别中找出至少一到两种，甚至更多种适合你的方法——手掌按摩法、日照法、视觉融合游戏、在运动中改善视力以及适应性调节功能。被你选中的方法将成为你最初应用贝茨法的基础。

贝茨法的技巧几乎适用于每个视觉缺陷的病例。就某些技巧而言，比如视觉融合游戏和适应性调节功能，根据要求克服困难的种类，着重点也不同。以下技巧很可能会对某些特殊问题很有帮助：

近视——手掌按摩法、分析观察以及户外活动；

远视——长旋转，缩放功能；

老花眼——简单的手掌按摩法；

散光——各种运动技巧，尤其是多米诺骨牌、骰子以及边缘性等等。

下列方法有助于改善其他的视力缺陷：

飞蚊症——日照法；

斜视——各种视觉融合技巧；

畏光症——日照法。

每天尽量抽出半小时进行训练，45 分钟更好，只要你愿意，也可以训练更长的时间。为方便起见，可以分两步进行。你必须记住的是，进行所有训练时都不能戴眼镜。

那些要求平和安静或者需要某种特殊设备的练习，都可以在日常生活中进行。手掌按摩法可以作为训练的基础，除非你是遇到麻烦的少数人：可以根据其他训练法适时安排手掌按摩的时间。反复练习你喜欢的或者与你的视力问题相关的方法。多种方法交替进行，这样你就不会感到无聊了。同时要记得定期复习以前你用过的那些技能，看看它们是否真的与你的训练计划不匹配。

眼睛属于视觉器官，在一般情况下应该运用这样的治疗方法：如果你觉得一只眼睛的视力比另一只眼睛差，而且你也怀疑它成了视力较好的那只眼睛的"负担"，那么可以用眼罩罩住视力较好的那只眼睛，然后对视力较弱的眼睛进行更多的运动与适应性调节训练。

虽然我们建议应该设定一个时间表进行训练，但是对于贝茨法来说，不需要固定不变的时间框架。你需要做的是充分利用空闲时间进行手掌按摩运动或日照法练习，或者练习移位、长旋转、闪现等。同时注意眨眼或呼吸时一定要放松自如。

贝茨法的宗旨在于改善视力，以良好的用眼习惯代替坏的习惯。要想实现这一目标，必须刻意去改正很可能在许多年前就养成的坏习惯，同时要通过持续锻炼、积极学习，从而形成良好的用眼习惯。

良好的用眼习惯有助于减轻引发视力屈光不正问题的压力源，降低过度用眼的频率。而要想减少压力的另一个源头，即情感困扰就没这么简单了。视力屈光不正问题可能是由之前曾出现过的某种危机引发的，在这种情况下，假如你没有戴眼镜的话，视力很可能已经恢复正常了。另一方面，视力屈光不正问题仅仅表现为一种视力现象。不管怎样，也不管你决定采取怎样的方法去解决问题，视力改善是有可能的。正如消极的心理状态会对视力产生负面影响一样，改善视力也会带来好心情。恶性循环也可能得到扭转，你在运用贝茨法训练时，所有的小进步都能为更多的大进步做好铺垫。

如果你还没有考虑身体的其他方面（包括饮食、锻炼习惯等）对眼睛的影响，那么你现在应该考虑了。这里提及的亚历山大疗法很实用，该疗法是学习如何正确使用全身肌肉组织。使用这种疗法的人发现，亚历山大疗法能够提升身体的内外机能（比如姿势、解压能力）。迈克尔·格尔布在《了解身体》一书中对这个疗法进行了介绍。

取得的成就

很难说成功改善视力究竟需要多长时间，也许事实上你的视力已经在不知不觉中改善了。需要提醒你的是，也许你需要1年或者2年的时间才能达到理想的效果。另外，现在就预测你能否摘掉眼镜也是不可能的。你的视力越差，戴眼镜的时间越长，视力的改善也会越难。当然，这在很大程度上取决于你的决心与个人原则。进步速度也因人而异。有些人虽然视力非常差，但是见效很快，而其他人虽然视力问题很小，但是却需要花费很长的时间，你需要有更多的耐心。

一般来说，训练几小时或者几天后就能产生第一效果，不过这些效果可能不明显，因此很容易被你忽视。但是你会发现你的眼睛感觉舒服了很多，你也可能发现自己更容易看清视力训练表了。

一般情况下改善视力的进展比较缓慢。不过，对于大多数人而言，迟早（通常在 2 个月之内）会看到令人信服的效果。你用贝茨法进行训练时，或者在其他的时间，可能会经历一个短暂的视力闪现，即便不完美，但是比平常的视力要好。这时，你很可能不敢相信这是真的。这种视力闪现是许多效果中出现最早的，之后随着你的不断练习，清晰度、频繁度以及持续性会逐渐增加。同时，你的"非闪现"视力水平也会获得改善。

你的视力改善可能是连续性的，也可能是间断性的。在第二种情况下，进步会非常缓慢，然后突然效果显现。之后，视力水平会在几个星期内保持相对平稳，然后再出现更大的进步。

不管在上述哪种情况下，贝茨法的目的在于达到一个中间点，即你的"非闪现"视力与闪现视力大致相当的一个点。闪现视力指的是你目前能够达到的视力最好的状态；非闪现视力通过贝茨法可以得到修正，直到它消失。由于人的视力和身体的各项技能一样，受到各种因素的影响，比如心情、疲劳程度以及身体的健康状态等，并且这些因素不可能完全消除，因此你最后可能获得一个完美的视力，但是不要在短期内幻想自己的视力会有连续不断的好转。

贝茨法与儿童

贝茨法适用于儿童之外的所有人。在生命的最初几年，父母必须帮助孩子学习使用双眼的技能，了解视网膜中央凹视力和大脑中不同的认知途径。要想实现这一目的，必须正确调整视轴线。孩子在 3 岁前进行视力检测，确保视力完好无损非常重要。如果孩子 6 至 7 岁时还没有掌握这个技能，那么几乎不可能获得完美视力，因为到那个时候想再建立大脑的连接路径就太晚了。儿童7 岁以前应该按照指导戴指定的眼镜。这个时期之后，他们也能像成人一样从贝茨法的训练中受益。

孩子一般都喜欢贝茨法的训练，尤其是在训练方式非常有趣的情况下。孩子们喜欢读视力训练表上为他们指定的字母，并且你越常使用贝茨法你受益就越多，这样你不但能向孩子们传授知识，而且还能根据他们的不同需求与兴趣调整训练的技巧。父母从一开始就应该为子女树立良好的用眼习惯，因为用眼习惯和行为举止的其他方面一样，也会被孩子们模仿。

许多儿童游戏都有益于视力。"I SPY（间谍游戏）"就是一个例子，在这个游戏中，父母和孩子轮流画出房间内或室外的某些物体，让对方猜是什么。开车旅行也可以玩车牌号游戏——比如用车牌号码组词或造短语，或者找出特定的字母顺序或组合，这样会让旅途变得更有趣。孩子们天生就喜欢观察，也喜欢运用他们的视觉能力。因此，成人应该经常鼓励他们。

个人说明

我在开始接受贝茨法训练时，除了介绍贝茨法的书之外没有任何指导，也不知道是否有人运用此方法改善了视力。假如我当时有幸看到别人的进步记录，这将是一个很大的帮助。因此我在此附上我自己获取完美视力的说明，不是本身的利益，而是希望你可以拿来与自身经历做一下比较。

我小时候视力非常棒。可是，在我 17 岁时，由于对老师教学的不信任，我自己加倍刻苦学习考大学，由于用眼过度，视力开始变差。慢慢地双眼中度近视，我开始戴眼镜。我只在需要看清楚东西时才戴眼镜，比如看黑板、看电视或者电影、夜间开车等。我当时每天只戴一两个小时的眼镜，我一直戴这副眼镜 12 年，这期间我没有做视力测试。我的视力并没有继续下降，而且也不用每天都戴。

然而，28 岁那年，正值我职业生涯最艰难的时候，我遭遇了一次情感危机，那之后不久，我发现原来那副眼镜不再适合我了。于是，我去看眼科医师，他给我配了另一副度数较高的眼镜。

新配的眼镜戴着很不舒服，我又去找那位眼科医师，请他检查一下眼镜是否有问题，同时再测试一下我的视力。他告诉我都没问题，并让我学着去适应新眼镜。我按照眼科医师的要求非常努力地去适应新眼镜，虽然我每次戴 2 个小时就头疼。这副新眼镜我戴了将近 2 年，之后又去看了另一位眼科医师。第二位眼科医师认为之前配的眼镜度数太高了，于是给我重新配了一副度数低很多的眼镜。第三副眼镜既能矫正近视，又能矫正散光，而前两副则没有这个功能。那时，我的两只眼睛的视力均为 12∶20 左右（参考附录 A：测试视力敏锐度）。

4个月后，我偶然在书店看到一本《不戴眼镜就能改善视力》的书。尽管我一看书名就对其表示怀疑，但出于好奇还是拿起来看。由于我当时很担心自己的视力状况并想办法改善它，因此决定先买一本看看。

我看这本书时仍然心怀疑虑。但是，当我发现书中的练习法似乎无任何害处，并且我也不会有任何损失，因此决定尝试书中介绍的方法。

自 1 月 10 日那天我买下这本书，就不再戴眼镜了。1 月 13 日，我进行了 10 分钟的手掌按摩练习。第二天，我重复了同样的动作，令我惊讶的是，练习结束后，视力训练表几乎变得容易看清了。这从科学角度来讲是不可能的呀，骗人的吧？

我每天做手掌按摩 10 到 15 分钟，还用书中的视力训练表练习移位运动。1 月 17 日，我的最佳视力从 12∶20（正常视力水平的 60%）提高到了 12∶15（正常是水平的 80%）。我开始注意到不管在室内还是室外，看东西时能看得更清楚了。在 2 月的第一个星期内，我的视力得到了更明显的改善，有几次我竟然测出自己的视力达到了正常水平的 120%。我的视力屈光不正问题似乎也转变为两个不同的部分。第一个是假性近视，这是我在学校形成的弱视。近视后，我总是不愿意看远处，以及看起来模糊的东西。第二个是近视性散光。近视性散光不但影响我的远视力，而且看垂直状态的物体比水平状态的物体的影像更模糊不清。而贝茨法在改善假性近视方面似乎要比散光见效快。

2月7日，我在日记本上写道：

手掌按摩2次之后（每次做5分钟，视力训练表放在距离我4米远的地方），我第一次看清了视力训练表最下方的所有字母。10号字母行和15号字母行很清晰且呈深黑色。我感觉自己能够以20号字母大小的视力看清10号字母行。这样的清晰感持续了3秒钟，虽然时间不长，但是足以让我感知到……第三次手掌按摩练习则没有产生这样的效果。

2月27日，我写下了第二篇记录：

自上次做记录以来，我每天坚持做手掌按摩练习10到20分钟，然后注视视力训练表并做眼睛移位运动。我的视力在不断地得到改善。尤其是在晴天，我在户外能看到远处砖块之间的灰缝，树枝末梢等等。我还注意到之前从未看到的某些事物——罕见的屋瓦、铅化玻璃（我之前一直以为那只是普通玻璃）。我还能看清各种通告、标识以及字母……经过手掌按摩练习，我现在的视力已经达到 20∶20，而且在某些特殊的时候可能更好。进行手掌按摩练习之后，我可以不费力地区分 12∶15 的全部内容，有时候能更进一步看到 12∶10 的部分内容——代表视力水平约为 85% 到 95%。这是自 1 月 13 日以来取得的效果。那天，我的视力水平只有 60%。因此，就算把目前的视力水平保守地计算为 85%，我的视力也已经提高了 25%。

到了 3 月 23 日。在过去的 4 个星期，我每天都坚持手掌按摩练习和使用视力训练表。我的总体视力水平在慢慢提高，尤其是晴天时，我在户外能看清远处的事物。5 天前，我看视力训练表时，"闪现"的频率开始增加——一开始只出现一次，之后是两次闪现。大概在 3 月 20 日和 21 日，除了手掌按摩练习和眼睛移位运动之外，我还增加了贝茨法中的"闪现"技巧。之后，在观察失真影像或者比较弱的模糊、散光图像中，清晰闪现几乎就开始不断产生了。昨天，我发现眨眼睛几乎可以随意诱导清晰闪现——只是持续时间很短，并且是在我睁眼的时候（也就是在下一个眨眼动作之前）。昨晚我也这样做了。我站在房间里，面对着法语词典的书脊，便能看清上面的镀金字母。当时我感觉就好像踏入了新的境地——通过重要的阶段正通往视力恢复道路。今天早上，我起床时又"眨眼"了。有那么一会儿，窗外的景象，整个花园都看得非常清楚。万物的颜色——草坪、远处的水仙花等都非常清新、充满生气、饱满，也很含蓄、柔和。那一刻，大铁门（距离我 40 米远）的每一个细节在远处成了一个清晰的模型。不，不是什么模型——大门依然是大门，不是别的什么。我感觉像是第一次看到它。整个世界也变成崭新的、不可思议的地方。我闭上眼睛，再睁开，却发现之前熟悉的模糊世界又回来了。

之前我一直觉得自己远距离看事物的视力水平很不错，现在这个视力水平也得到了很大的改善：我能精确地感知很详细的细节，我的接近点大约是 10 厘米。简单地说，10 个星期左右的手掌按摩和眼睛移位运动让我的眼睛的探测运动有了突飞猛进的改善。几天后，我在一次清晰闪现的时候测试视力，结果是 12 : 6，高于正常水平的两倍。

这个进步让我感到既好奇又兴奋。于是，只要是有关贝茨法以及人类视觉体系的研究内容我都想探个究竟，努力弄清楚其中的原因。我发现贝茨博士之后的贝茨法传承者优化了其技巧并使之更新，而我几乎也成了这方面的老师来介绍自己的经历：多米诺骨牌练习、分析观察以及各种视觉融合技巧。不过，手掌按摩练习，无论是否有视力问题，与日照法以及视力训练表移位法、摇摆、适应性调节运动的结合仍然是我日常生活的重要部分。

我开始戴那副度数很高的眼镜之后，左下眼睑出现睑板腺囊肿。我去了当地的眼科诊所做切除手术，但是手术没有成功，后来又去私人诊所做第二次手术，但囊肿仍然没有去除，并且第二位眼科医师告诉我需要通过外科手术才能完全去除。

在我开始贝茨法训练两个月后，囊肿逐渐缩小，最后消失了，只剩下之前两次手术留下的疤痕组织，眼睑里面稍微有些红肿。之后，红肿也消退了。现在，除了还有一些疤痕以外，眼睑看上去几乎完全正常了。

随后，我的视力继续逐步改善。清晰闪现出现的频率越来越高。而且，更重要的是，非闪现视力也得到了改善。一年后，我的假性近视完全消失了。近视性散光成了我视力缺陷的主要原因。我能清楚看到远处的水平物体，但是在看垂直物体时仍然有点困难，除了清晰闪现之外，我的视力一点问题都没有。又过了一年，我的闪现视力与非闪现视力之间的差距进一步缩小，而且还在继续缩小。现在，我的非闪现视力几乎不会降到低于85%的水平，而且还经常高出这个水平。在我35岁的时候，我的近视点仍然是10厘米，而且我的眼睛感知事物细节的能力仍在不断提高。

我发现那副度数偏高的眼镜对我的视力造成的伤害最大。假如当时没有戴那副眼镜——假如我在戴第一副眼镜时就了解贝茨法，那么我的视力恢复不会花这么长时间。另一方面，我认为自己真的很幸运，因为我没有养成一直戴眼镜的习惯，从贝茨法训练第一天开始不戴眼镜也能做事，开始训练时也相对年轻，而且我的视力问题比较轻微。

总结

个人进行贝茨法训练就好比一场发现之旅。最终的目的地很可能与一开始预想的完全不同。然而，在开始训练之前，至少应该知道自己希望有怎样的收获，这对于即将开始的训练很有帮助。简短的回答是"摘掉眼镜"，但是这个答案的意义又是什么呢？

戴眼镜的不利之处太多太多，此处不再一一列举。人们更关注的是戴眼镜对视力产生的长期与短期影响。

框架眼镜的镜面表面会减少光线的传播，并改变色彩感知。我们透过眼镜或者塑料看事物时，一切都显得很死板。再加上很难时刻保持镜片干净，图像质量进一步被降低。

不管镜片是凹面的还是凸面的，眼镜都会改变事物的实际大小，并通过镜面的阻碍与阻止眼睛自由转动而严重削减可视区域。因为戴上眼镜后，我们必须透过镜片的焦点才能看清事物。这样就会引发其他问题。与眼睛的实际结构相比，眼镜结构显然属于次级结构，因为它们太粗笨，从而导致聚光中心无法与视轴线连接成一线；而且，就算眼镜刚配好时聚光中心与视轴线能成功连接，平日的使用也会使眼镜很快变得不精确——从而影响眼睛正常发挥作用。

你可以通过戴隐形眼镜来减少大多数的影响，但是隐形眼镜和框架眼镜一样，也存在着严重的缺陷：持久性折射错误。

如果人们承认眼睛在自我调节过程中会改变形状，同时眼睛能在屈光不正问题消除的情况下正常工作（也就是说，眼睛应该在非常狭窄的范围内进行缩放），那么由此可以断定患有视力屈光不正问题的眼睛，尤其是因为戴眼镜所形成的持久性的错误，会一直持续不断地恶化。

眼睛内部的血液供应以及多余眼内液的排出取决于健康血管与管道的正常运行。一旦眼睛变形，血管与管道的自由功能就会受限。如果营养供应与废物排出受阻，组织健康就会被削弱，并且衰老，比如晶状体的硬化很可能会加速。如果眼睛的排泄受阻，就会加重眼内压力，从而引发慢性青光眼。

因此，如果贝茨的假设是对的，那么框架眼镜和隐形眼镜不但是有害的，而且也会对眼睛的长期健康构成潜在威胁。正是由于这个原因，贝茨法可以作为预防这种威胁的手段。

不戴眼镜的好处很多很多，只不过不太明显。视觉是人体两大最重要的感官之一。正是有了它，我们才对世界有了这么多的认识。在眼睛与周围环境之间设置人为障碍就意味着严重干涉认识的自然过程。如果我们对自然的认识是错误的，我们对待人生、行为以及信仰的态度也是错误的。

随着视力的不断改善，人们会发现自身个性也会出现微妙变化——更确切地说，人们会开始认识到自己的个性潜能，比如平衡、理智以及独立自主等。在贝茨法的后期训练中，类似上述对人性的思考要比好视力带来的纯粹生活乐趣对我们更有价值。

A P P E N D I X
A

附录 A
测试视力敏锐度

光学测试表是由荷兰眼科专家赫尔曼·斯内伦（1835-1908）设计的。它通常由很多行字号逐渐变小的字母组成，每行字母都设定在适合正常视力的距离。如果你能在 6 米远处看清 6 米那行的字母，说明你的视力正常。这个标准通常用分数或者比值来表示。因此，正常视力用 6/6 或者 6：6 来表示。如果视力水平只有正常视力的一半，那么就表示为 3：6 的视力，如果只有三分之一，那就表示为 2：6，以此类推。如果距离以英尺为单位，20：20 的标准相当于 6：6。

读测试表的合适距离为字母的对角 5 分弧度（见图 12）。这个值的确定非常武断，事实上它只代表视力的一个普通标准。

12：6 视力的人通常被认为拥有好视力。

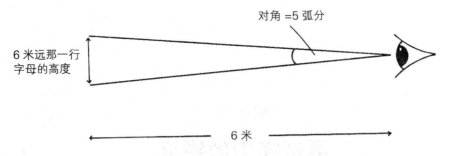

图12：测试视力敏锐度（正常比例，没有经过缩放的图）

敏锐度表格视力训练表

1. 米制单位

视力训练表C的距离	25	37.5	50	62.5	75	87.5	100	112.5	125	厘米
视力训练表B的距离	50	75	100	125	150	175	200	225	250	厘米
视力训练表A的距离	2	3	4	5	6	7	8	9	10	米
C (60m)	3	5	7	8	10	12	13	15	17	%
E (36m)	6	9	11	14	17	19	22	25	28	
O (24m)	8	13	17	21	25	29	33	38	42	
D (18m)	11	17	22	28	33	39	44	50	56	
U (12m)	17	25	33	42	50	58	67	75	83	
F (9m)	22	33	44	56	67	78	89	100	111	
S (6m)	33	50	67	83	100	117	133	150	167	
R (5m)	40	60	80	100	120	140	160	180	200	
B (4m)	50	75	100	125	150	175	200	(225)	(250)	
H (3m)	67	100	133	167	200	(233)	(267)	(300)	(333)	

2. 英制单位

视力训练表C的距离	9	13.5	18	22.5	27	31.5	36	40.5	45 英寸
视力训练表B的距离	18	27	36	45	54	63	72	81	90 英寸
视力训练表A的距离	6	9	12	15	18	21	24	27	30 英尺
C	3	5	6	8	9	11	12	14	15 %
E	5	8	10	13	15	18	20	23	25
O	8	11	15	19	23	27	30	34	38
D	10	15	20	25	30	36	41	46	51
U	15	23	30	38	45	53	61	69	76
F	20	31	41	51	61	71	81	91	102
S	30	46	61	76	91	107	122	137	152
R	37	55	73	91	110	128	146	165	183
B	46	69	91	114	137	160	183	(206)	(129)
H	61	91	122	152	183	(213)	(244)	(274)	(305)

测试视力时，在良好的光照条件下，将大视力训练表（视力训练表A）固定在距离眼睛4到8米的地方。表中的字母是按照贝茨法而不是标准规范选择的。但是，总体来说，这张表非常符合标准规范，只要细心使用就能得出准确结果。

分别记下你用一只眼睛和两只眼睛能看到的视力训练表的最下一行。接着，了解视力训练表距离你有多远，对照敏锐度表格找出你眼睛的敏锐度。在上述表格中，视力是用百分数而不是比值来表示。因此6:6就相当于100%，9:6相当于150%，以此类推。举个例子，如果你能在7米以内看到表A上9米那行的所有字母（即以字母F开头那行），那么你的视力就相当于正常视力水平的 78%。

你也可以用那张表格在可读范围内找到你的敏锐度。如果你在 50 米远的距离能看到表 C 上 H 行的全部字母,那么你的视力就相当于正常视力的 133%。为方便起见,表格也以英制单位设计。

前面已经提到过,斯内伦标准的选择非常武断。通过能否看到最小物体来测试敏锐度在某种程度上更为可取。视网膜中心小凹的每个视锥细胞都覆盖着一定的视觉领域,其对角度数不超过 20 弧秒。(一弧分等于 60 弧秒,一弧度等于 3600 弧秒。)瞳孔固定时(也就是说,不考虑扫视动作),我们理论上应该能在 1600 米范围内看清直径为 15 厘米的物体。经过贝茨法训练后,在 1600 米以内识别 10 弧秒(相当于直径为 7.5 厘米的物体)或者达到更高水平很容易做到。最终的界限取决于个人视觉体系的质量。

以弧秒″为单位的绝对敏锐度可以按照以下公式进行计算:

敏锐度 =(所看到物体的宽度 ×206265)/ 行列

假设两个测量值单位相同。如果视力范围用米来表示,宽度用毫米来表示,那么除以 1000 后,上述公式就成了:

敏锐度 =(所看到物体的宽度 ×206)/ 行列

如果行列用码来表示，宽度用英寸来表示，那么公式就是：

敏锐度 ＝（所看到物体的宽度 ×5730）/ 行列

因此，如果你能在 3 千米的视力范围内识别出直径为 100 毫米的电线，那么你的视觉敏锐度就是（100×206）/3000，或者7″（7 弧秒）。

当然，如果光线充足，而且空气清新，那么视觉的敏锐度肯定会得到更好的改善。任何视力范围内的物体都可以用于这个测试。不过，由于眼睛的探查功能，单个物体（旗杆、高尔夫球等）不能很快感知它们成为复数形式。方格坐标线用于视力测试更为合适。如果砖块之间的勾缝和砖块颜色对比很鲜明，那么也是理想的测试对象。举个例子，如果一面墙上的勾缝的平均宽度为 10 毫米，而你最远能看到视力范围在 125 米以内的勾缝，那么你的视觉敏锐度就是（10×206）/125，或者 16″。

APPENDIX

B

附录 B

视力训练表

视力训练表 A（本书封面内）

视力训练表 B 和视力训练表 C

视力训练表 D（本书封底内）

散光指标图

随机数字表

视力训练表 B

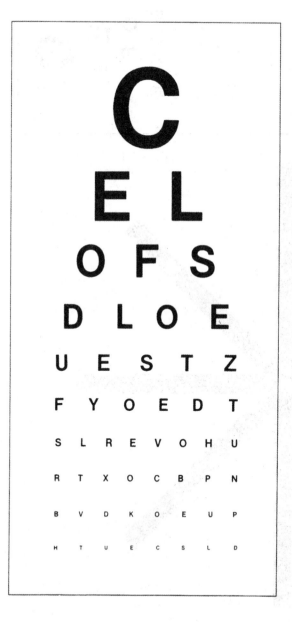

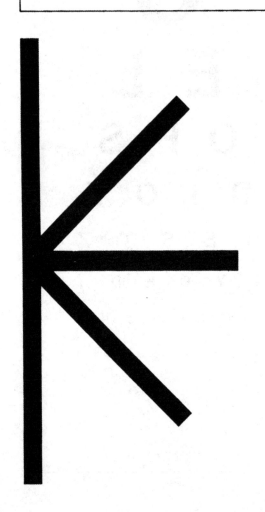

视力训练表 C

散光指标图

随机数字表

32	97	34	18	23	73	98	68	03	03
17	81	36	95	27	82	98	22	65	32
82	68	35	79	32	54	44	39	94	98
17	71	10	34	74	52	82	07	12	68
50	66	38	88	51	83	52	15	13	01
11	08	29	52	25	86	11	37	59	87
12	36	64	79	22	80	82	61	64	82
08	05	89	98	73	51	97	87	26	36
24	48	63	83	15	53	34	54	47	78
30	61	23	90	87	13	20	91	56	54
62	87	44	77	16	39	67	20	98	19
57	84	38	86	61	51	89	80	88	87
16	65	72	54	70	35	29	82	85	01
48	34	91	49	27	94	14	89	42	45
11	36	53	10	42	22	59	29	35	89
71	37	22	33	89	29	66	34	20	22
79	53	54	39	24	81	91	05	67	78
33	21	27	31	74	76	69	24	05	68
50	86	43	83	39	90	74	93	04	43
03	03	49	53	22	30	82	01	85	28
55	46	67	53	34	63	93	31	14	87
22	05	82	03	90	16	03	39	24	98
39	58	77	51	32	87	47	41	41	75
23	84	59	54	57	55	51	21	62	92
20	71	11	73	37	06	44	55	31	04
36	91	43	91	03	29	02	39	26	48
35	87	10	51	54	60	97	12	76	54
44	46	40	85	69	32	72	23	30	06
83	57	12	84	38	96	08	11	54	53
05	21	11	51	43	27	23	70	84	96
78	33	59	71	09	56	78	66	84	20
20	47	10	33	99	35	89	82	13	89
82	84	12	74	13	54	29	77	62	05
50	68	87	61	67	80	34	77	69	18
47	01	19	56	35	61	12	23	77	91

黑版贸审字　08-2019-213号

原书名：Improve Your Eyesight:A Guide to the Bates Method
for Better Eyesight Without Glass By Jonathan Barnes
Copyright © 1987 by Jonathan Barnes
Copyright licensed by Souvenir Press
arranged with Andrew Nurnberg Associates International Limited

图书在版编目（CIP）数据

　　改善视力，跟眼镜说再见 / (英) 乔纳森·伯恩斯著;
钱峰译. — 哈尔滨：北方文艺出版社, 2017.9（2021.3重印）
　　书名原文: Improve Your Eyesight: A Guide to
the Bates Method for Better Eyesight Without
Glasses
　　ISBN 978-7-5317-3903-6

　　Ⅰ.①改… Ⅱ.①乔… ②钱… Ⅲ.①视力保护 – 方
法 Ⅳ.①R77

　　中国版本图书馆CIP数据核字(2017)第148212号

改善视力，跟眼镜说再见
GAISHAN SHILI GEN YANJING SHUOZAIJIAN

作　者 / [英] 乔纳森·伯恩斯
译　者 / 钱　峰

责任编辑 / 王金秋　赵　芳　　　　　　封面设计 / 烟　雨

出版发行 / 北方文艺出版社　　　　　　邮　编 / 150008
发行电话 /（0451）86825533　　　　　经　销 / 新华书店
地　址 / 哈尔滨市南岗区宣庆小区1号楼　网　址 / www.bfwy.com

印　刷 / 河北京平诚乾印刷有限公司　　开　本 / 710mm×1000mm　1/16
字　数 / 100千　　　　　　　　　　　印　张 / 9
版　次 / 2017年9月第1版　　　　　　印　次 / 2021年3月第3次

书　号 / ISBN 978-7-5317-3903-6　　定　价 / 45.00元